의사의 반란

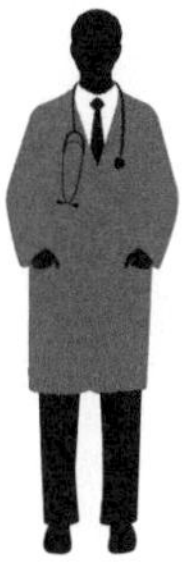

의사의 반란

건강하려면 병원과 약을 버려라

신우섭 지음

에디터
editor

아직 부족하지만,

의학은 과학과 기술이 아니라

사람과 생명에 대한

인식과 철학의 문제임을 깨닫게 해준

모든 분들께 감사드립니다.

■ 프롤로그 ■

병원과 약을 버려야 내 몸이 산다

오래전 어느 날 아내가 제게 물었습니다. "여보, 아토피는 왜 생기는 거야?" 저는 졸리기도 했지만 정확한 원인을 배운 적이 없으므로 무심결에 답했습니다. "모르지." 아내는 당황한 목소리로 또 질문했습니다. "그럼 의학은 왜 있는 거야?" 별다른 고민이 없던 터라 싱겁게 대답하고 말았습니다. "음…… 뜬구름 잡으려고……." 제 태도가 무성의하다고 생각했는지 아니면 허탈했는지 더 이상 질문하지 않았습니다. 현재 고등학교 1학년인 큰아이는 태어나고 얼마 후부터 아토피 때문에 오랫동안 애를 먹였습니다. 하지만 잠을 못 자고 가려워하는 큰아이 곁에서 괴로워하는 아내에게 명확한 원인과 대책을 이야기해줄 수 없었습니다. 그리고 약을 쓰는 것은 자제하라는 야속한 말밖에 할 수 없었습니다. 의사라는 직업을 가지고 있었지만 저도

딱히 어찌해야 할지 몰랐기 때문입니다.

그러나 이제는 가족들에게도, 저를 찾아 진료실을 방문하는 분들에게도 좀 더 명확한 대답을 해줄 수 있습니다. 왜냐하면 수년간 진료실에서 다양한 질병을 앓고 있는 환자들을 만나면서 제가 배운 의학 지식과 다르게 모든 병에는 반드시 원인이 있다는 것을 알게 되었기 때문입니다. 그리고 우리 몸의 현상과 건강에 대해 얼마나 잘못된 상식과 편견을 가지고 있는지도 말입니다.

진료실에 처방전을 받으러 오는 환자분들에게 식생활을 바꾸면 약을 끊을 수 있게 되고, 오히려 약을 먹지 않아야 건강해질 수 있다는 이야기를 하면 처음엔 난감한 표정을 짓습니다. "어떻게 하면 그럴 수 있냐?"고 적극적으로 관심을 보이는 분들도 있지만 "말도 안 된다"며 돌아서는 사람들이 대부분이었습니다. 심지어는 "달라는 처방전이나 주면 되지 왜 먹는 것을 가지고 의사가 왈가왈부하느냐?"고 화를 내는 사람부터 이상한 병원이라고 의사라는 걸 확인해달라는 민원 요청까지 하는 웃지 못할 경우도 있었습니다.

그러나 생활 습관을 점검하면서 식습관을 바꾸는 분들은 일반적으로 2주에서 한 달 정도면 몸이 변하는 것을 느끼게 됩니다. 그 어떤 치료법보다도 확실하고 강력한 치료가 아닐 수 없습니다. 생활 습관 중에서 일차적으로 식습관을 바꾸면 생각보다 빨리 몸이 변하는 것을 볼 수 있습니다. 특히 고혈압, 당뇨병, 고지혈증 같은 대사 질환(代謝疾患)은 빠른 반응을 보이는데 혈액이 맑아지기 시작하면서 변화되는 것을 쉽게 볼 수 있습니다. 그런데도 이런 생활 습관병에 대해 습관을 고치려는 노력 대신 무조건 약부터 먹이는 일이 벌어지고 있는 것입니다. 어떤 약물보다 강력하게 우리 몸에 변화를 주는 것은 우리가 먹는 음식입니다.

그런 의미에서 불치병은 없습니다. 다만 불치의 습관이 있을 뿐입니다. 이 습관을 고치지 못하면 우리는 질병의 고통에서 벗어날 수 없습니다. 하지만 그 질병의 원인이 무엇일까? 고민하고 해결하려는 과정에서 우리는 의외로 많은 것들을 얻습니다. 우선 본인이 삶에서 무엇이 중요한 것인지 생각해보게 되고, 주변을 둘러싼 환경과 잘못된 습관을 바꾸어보기도 합니다.

저 또한 가족들의 아픔과 환자분들의 병을 치료하면서 제 생활의 많은 잘못된 습관들을 바로잡을 수 있었습니다. 그 때문에 병을 통해 많은 것을 깨닫고 이전보다 더 여유롭고 건강해진다면 질병은 오히려 축복의 기회가 되기도 하는 듯싶습니다. 이 책은 그런 고민의 과정과 환자분들의 경험을 통해 얻은 사실을 많은 분들과 나눌 수 있기를 바라는 마음에서 나온 것입니다.

이 책의 제1장에선 질병에는 분명한 원인이 있다는 것을 말하고 싶었습니다. 원인을 알면 해결 방법도 찾을 수 있습니다. 고통스러운 증상들을 일으키는 우리 몸의 생리를 이해하면 우리는 막연한 불안감을 갖지 않고 몸의 변화를 지켜보며 기다릴 수 있는 힘을 갖게 됩니다. 그래야 현대 의학에서 말하는 틀린 가설들에 속지 않을 수 있습니다. 그리고 제2장에서는 우리가 잘못 알고 있는 건강 상식들을 나열해보았습니다. 다소 어리둥절할 수 있겠지만 꼼꼼히 되짚어봐야 할 부분입니다. 제3장에서는 반복할수록 건강과 멀어지는 잘못된 상식들을 깰 새로운 건강법을 제시하고자 했습니다. 바로 만성 질환을 치유하는 올바른 생활 습관에 대한 이야기입니다. 그리고 제4장은 제가 제시한 방법을 잘 실천하여 만성 염증성 질환을 이겨낸 환자분들의 이야기입니다. 제5장과 제6장에서는 우리 몸에서 흔히 일어나는 증상부터 널리 퍼져 있는 만성 질환이 어떤 이유로 생기고, 또 어떻게 치료할 수 있는지에 대한 경험을 알려드리고자 했습니다.

개인의 건강은 개인의 문제가 아닙니다. 물론 개인의 노력이 우선되어야 하겠지만 이것만으로는 부족합니다. 우리가 매일 먹는 한 끼 식사에서 병원에서 치료받는 행위 모두가 사회적 의미와 그 시대의 문화, 정치적인 일로 연결되는 일이기도 합니다. 끊임없이 사람들의 불안감을 증폭시켜 이득을 얻으려는 세력의 의도를 정확히 꿰뚫는 지혜도 필요합니다. 때문에 사회 구성원들의 건강이라는 목표를 위한 보호와 정책, 지원이 필요하다는 점에 대해서도 간략하게나마 지적하고자 했습니다.

이 책을 읽다 보면 많이 혼란스러울 수도 있습니다. 지금까지 내가 알고 믿었던 사실들이 진실이 아닐 수 있고, 혹 어떤 독자들은 말도 안 되는 책이라고 할 수도 있습니다. 그러나 우리 몸이 어떻게 돌아가고, 어떻게 힘을 내어 생명을 유지하고 있는지에 대한 관찰을 한다면 새로운 사실들에 접근할 수 있습니다. 더 나아가 의학이 어떤 일을 해야 하는지 생각해보는 기회가 될 수 있습니다. 의학이 전문 영역으로 분리되는 순간, 우리는 우리 몸의 주체가 될 수 없습니다. 즉 의학은 소수의 사람만 독점하는 지식이 아니라 누구나 건강하게 살 수 있는 방법을 배우고 익히는 과정이어야 합니다.

이 책을 읽고 실천해보시기 바랍니다. 그리고 건강과 질병의 관계에 대해 고민해보셨으면 합니다. 그래서 결국 내 몸의 변화를 믿고 사랑하게 되기를 바랍니다. 이런 인식의 전환이야말로 건강한 삶의 기초가 될 것이라 믿습니다.

2013년 봄이 오는 진료실 창가에서

신우섭

차례

| 제3장 |

만병을 이기는 올바른 생활 습관

| 제4장 |

만성 염증성 질환을 극복한 사람들

| 제5장 |

흔히 겪는 증상들의 치유

| 제6장 |

고치지 못할 병은 없다

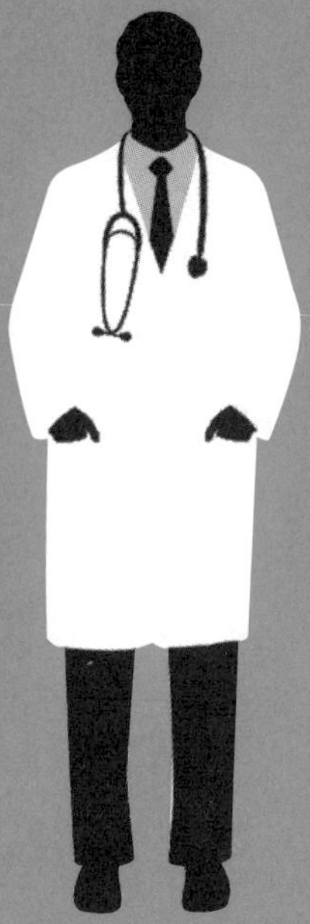

제1장

원인 없는 병은 없다

정말 질병의 원인을 모를까

의과대학 시절에는 공부할 양도 많았지만 가장 힘들었던 일은 이해되지 않는 것들을 외워서 시험을 보아야 했던 것이었습니다. 두꺼운 전공 서적에 나오는 수많은 질병들 대부분에서 "병인(病因)은 모른다(Etiology is unknown)"는 문장을 접해야 했습니다. 그중에서도 단연 자가면역질환은 모두 원인을 알 수 없는 질병에 속했습니다. 단순히 생각해보면 우리 몸의 면역이라는 것은 외부의 공격이나 내부의 이상으로부터 우리 몸을 지키는 능력인데, 이게 왜 스스로 미쳐서 내 몸을 항원(抗原)으로 인식하고 공격하는지 알 수가 없었습니다. 그러다 보니 여러 가지 가설들만 배우게 되고 그럴수록 더 헷갈리기만 했습니다.

의사가 되어 환자를 볼 때에도 정확한 원인이 무엇인지 궁금해하는 질문에 적당한 답변을 해주지 못했습니다. 그저 그동안 배워온 대증요법(對症療法) 처방들, 즉 약물을 써서 증상을 조절하는 일만 하다 보니 근본적인 치유는 되지 않고 시간이 흐를수록 더 악화되는 모습을 볼 수밖에 없었습니다. 그러다 보니 환자들은 약물의 종류만 늘어가고 더 강한 약들을 처방받는데, 약의 부작용으로 생긴 증상을 완화시키기 위해 또 다른 약을 처방받는 일들을 자주 보면서 무언가 잘못되었다는 생각을 어렴풋이 했습니다.

그러던 중에 우연히 해독(解毒, detoxification)과 관련된 책을 보게 되었습니다. 이런 책들의 주된 내용은 만성 질환들 대부분이 생활 습관에서 기인한 것이므로, 생활 습관을 고치면 질병이 치유될 수 있다는 내용이었습니다. 처음 해독을 접했을 당시에는 반신반의하는 마음으로 '정말 이렇게 쉬운 방법이 있다면 왜 의과대학에서 가르쳐주지 않았을까' 하는 의구심도 일었습니다. 그러나 계속 환자들을 지켜보며 생활 습관 중에서 식습관에 대한 부분부터 변화를 줘보니 상당히 고무적인 일들이 제 눈앞에서 펼쳐졌습니다. 입원 환자들을 대상으로 병동 회진 때 영양사를 대동하여 환자식에 대한 지시를 같이했는데, 이런 식단을 받아 든 환자들이 변하기 시작했던 것입니다.

주로 재활 병동에서 뇌경색 후유증으로 치료받고 있는 환자들에게 신선한 채소를 충분히 섭취하도록 했습니다. 약을 줄이면서 식이(食餌)를 처방한 것만으로 퉁퉁 부어 있고 푸석했던 환자들의 살이 빠지고, 혈색이 돌면서 눈빛이 살아나고, 다리에 힘이 생겨 다시 걷는 놀라운 일들이 벌어졌습니다. 가장 인상적인 환자는 뇌성마비로 지금까지 한 번도 걷지 못한 40대 남자분이었습니다. 무릎 수술 이후에 재활 치료를 받고 있었으나 허리가 42인치로 거구의 몸이어서 근본적인 처방이 필요해 보였습니다. 이분은 식사가 바뀌면서 하루가 다르게 체중이 줄고 다리에 힘도 생겨 보조기를 이용해 걸을 수 있게 되었습니다. "이제 장가도 갈 수 있을 것 같아요"라고 들뜬 목소리로 외치던 모습이 지금도 생생합니다.

그때부터 일본이나 미국, 오스트레일리아, 심지어는 유럽에서 나온 책들을 보며 궁금한 것들을 풀어가게 되었습니다. 하지만 결국 중요한 답은 환자분들에게서 얻을 수 있었습니다. 음식을 바꾸었을 때 예상대로 변하는 분들도 있지만 그렇지 않은 분들을 보고 잘못된 것은 없는지 고민하면서 저 역시 변화를 겪게 되었습니다.

의사이면서도 고등학교 때부터 피운, 거의 20년 가까이 끊지 못하던 담배를 끊었습니다. 또 담배를 피우면서 가장 맛있게 느껴지는 환상 궁합인 자판기 커피와 봉지 커피도 끊었습니다. 그리고 육식을 줄이고 현미밥과 채소를 먹기 시작했습니다. 저는 고기를 너무 좋아해서 날고기로도 종종 먹을 정도였습니다. 한우로 유명한 전라남도 함평에서 공중보건의로 군 복무를 대체할 때는 큼지막하게 깍둑썰기로 냉면 그릇 가득 식탁에 놓인 육회 생고기를 먹으며 행복해했습니다. 그리고 전라남도에서만 먹는 것으로 알고 있는 닭백숙의 닭 가슴살 생고기도 마뜩잖아 하는 친구들을 불러놓고 어디서도 먹기 힘든 특별식이라며 짓궂게 권하곤 맛있게 먹는 시범을 보이기도 했습니다. 가족들과 고깃집에서 고기를 구워 먹을 때는 겉이 살짝만 익어도 날

름날름 먹는 바람에 눈총을 받을 정도였습니다.

하지만 먹는 습관을 바꿨을 때 가장 눈에 띈 변화는 80킬로그램에 근접하던 체중이 65킬로그램까지 줄어든 것입니다. 피곤함이 사라지고 일찍 자면서 일찍 일어날 수 있게 몸이 변하는 것을 경험했습니다. 하지만 그 과정에서 제 몸에서 뿜어져 나오던 악취는 저를 당황스럽게 하기도 했습니다. 진료실 창문을 늘 열어놓아야 할 정도로 심각했습니다. 제 몸도 환자분들과 같은 변화를 겪고 있었던 것입니다. 이런 변화는 저 자신을 의사로서 건강과 질병에 대한 생각을 좀 더 구체적이고 현실적인 방향으로 나아가게 했고, 이제는 저를 찾는 분들에게 확신을 가지고 말씀드릴 수 있게 되었습니다.

그래서 새로 시작하게 된 병원에서는 약을 주는 병원이 아니라 생활 습관을 고침으로써 약을 끊을 수 있게 만드는 병원을 만들어보겠노라는 목표로 다양한 질병을 가진 분들을 만나 병의 경과를 관찰할 수 있었습니다. 하지만 초기에는 약을 끊어야 건강해질 수 있다는 이야기를 이해하는 사람들을 만나기 힘들었습니다. 그러다 보니 경영상 어려움도 겪게 되고, 스스로도 정말 맞는 방법인지에 대한 혼란을 겪기도 했습니다.

그러다 불행 중 다행인지 대중매체를 통해 식생활 개선으로 약을 끊게 하는 의사가 소개되고, 현미 채식의 중요성을 알리는 프로그램이 방영되면서 제게 등 돌렸던 환자들이 다시 찾아오는 일들이 생겼습니다. 이때부터 여러 가지 질병을 가진 환자들을 보게 되었는데, 그 어떤 병들보다 사람을 힘들게 하는 질병이 바로 자가면역질환(自

家免疫疾患)이었습니다. 수년에서 십수 년간 약물을 복용하고 있는데도 증상은 사라지지 않고 잠을 못 자는 날들이 많아질수록 삶의 대한 의욕도 떨어져 결국 자살까지 생각하는 환자들을 보면서 많은 안타까움을 느꼈습니다. 질병의 원인을 알면 어떻게든 고쳐볼 텐데 정작 아무리 유명한 병원과 의사 선생님을 찾아가도 원인을 속 시원히 알려주는 곳이 없고, 평생 약물로 조절해야 한다는 말만 듣게 되니 그 절망감은 겪어본 사람들만 알 것입니다. 그래서 이런 질병을 가진 분들은 현대 의학보다 대체의학이나 민간요법에 더욱더 심취하는 경향을 보이고, 그러다 보니 경제적으로도 많이 힘들어합니다.

정말 질병의 원인은 알 수 없을까요? 제 생각은 모든 질병에는 분명한 이유가 있습니다. 우리가 매일 듣고 알고 있던 우리 몸에 대한 생리적인 반응과 건강해지기 위해 실천하는 행위들이 잘못되어 있다 보니 건강을 회복하지 못하는 것일 뿐입니다.

자가면역질환은 틀린 말이다

자가면역질환을 간단히 설명해보겠습니다. 우리 몸에는 외부의 침입자들로부터 그리고 내부에 생기는 이상 조직을 정리하여 항상 일정한 상태로 살아가도록 도와주는 시스템이 있는데, 이를 면역(免疫)이라 할 수 있습니다.

좀 더 구체적으로 이야기하면 외부의 이물질에 대해서는 항원(抗原)이라 하고 여기에 대항하는 우리 몸의 면역세포들을 항체(抗體)라고 부르는데, 이 둘이 서로 대적하여 반응하는 것을 항원 항체 반응이라고 합니다. 이런 반응을 통해 우리 몸은 외부의 이물질로부터 보호받게 됩니다. 그리고 치열한 면역 반응을 하고 나서 생기는 것이 흔히 말하는 고름입니다.

또한 면역은 내부의 이상 세포를 정리해주는 기능을 합니다. 우리 몸은 매일 매 시간 세포분열을 통해 손상된 부분을 회복시킵니다. 그런데 어제의 나와는 다른 몸이 되는 과정에서 비정상적인 세포들이 나올 수 있습니다. 이때 면역은 잘못된 세포들을 정리해줍니다. 이렇듯 내 몸 안의 면역은 나를 지켜주고 살리기 위해 존재하는데, 자가면역질환이라는 말은 그 면역세포들이 본래의 기능을 하지 못하고 미쳐서 자기 몸의 정상적인 세포들을 항원으로 인식해 항체를 만들어 공격한다는 개념입니다.

하지만 이런 관점은 면역 반응의 표면적인 모습만 보았기 때문일 것입니다. 다시 말해 자가면역질환이 생기는 곳에는 염증 반응이 진행되고 있는데, 왜 이런 염증 반응이 정상적인 세포에서 생기는지 이해하기 힘들었기 때문에 만들어진 개념으로 생각됩니다. 정말 내 몸의 항체가 정상 세포를 공격하여 염증 반응이 생긴 것이라면 왜 일부 조직에서만 이런 반응을 보이고 다른 부위에서는 염증 반응이 없었을까요?

아토피를 설명하는 책을 보아도 잘못된 항체가 정상적인 피부세포를 항원으로 인식하고 공격해서 생기는 반응으로 이해하는데, 왜 피부가 접히는 일부에서만 심하고 모든 피부에서 똑같은 반응을 보이지 않는 것일까요? 결론적으로 말씀드리자면 자가면역질환이라는 개념으로는 우리 몸에 생기는 염증 반응을 이해하는 데 한계가 있습니다. 그 증거로는 절대 나을 수 없고, 평생 스테로이드나 면역억제제 등의 약물로 조절하며 살아야 한다고 판정받았던 환자들이 생활습관을 고치고 나면 언제 그랬냐는 듯 질병이 없어지는 모습을 보여줍니다. 이 책에서 알려주려는 내용 또한 이런 불치병 판정을 받은 분들에게 도움이 되고자 하는 것입니다.

젊은 나이에 국가에서 진료비를 지원해주는 산정특례자라는 혜택 아닌 혜택을 받으면서 병원에 찾아오는 환자들을 보면 안타깝습니다. 그래도 올바른 방법을 찾아 먼 길 마다하지 않고 찾아오는 분들은 스스로 습관을 고침으로써 건강을 회복하지만 아직도 대형 병원만 쫓아다니면서 평생 약을 먹어야 한다는 이야기에 주눅 들어 있는 환자들로 넘쳐나는 현실을 보면 답답합니다.

건강해지기 위해서는 먼저 생각을 바꾸어야 합니다. 생각이 바뀌어야 행동이 바뀌고, 행동이 바뀌면 몸이 달라집니다. 우리가 평소 크게 의심하지 않고 당연한 것으로 받아들인 건강 상식들도 다시 한 번 뒤집어보고 의심해보아야 합니다. 왜냐하면 내 몸에 병이 생겼기 때문이죠. 병이 생겼다는 것은 무언가 잘못되었다는 증거이므로 무엇이 잘못되었는지 되짚어보는 기회가 되어야 합니다. 그런 점에서 질병은 우리를 괴롭히기만 하는 것이 아닙니다. 더 건강하고 더 오래 살기 위해 질병이 생기는 것입니다. 이런 관점에서 자가면역질환으로 불리는 질병들을 생각해보면 질병의 원인을 발견하는 일이 의외로 쉽습니다. 절대로 내 몸 안의 면역 체계가 나를 죽이려고 공격하는 게 아니라는 것이죠.

내 몸 안의 면역 체계가 언제는 미쳐서 내 몸을 공격하다가 어느 날 갑자기 마음이 바뀌어 정상으로 돌아오는 것이 아닙니다. 우리 몸의 면역은 절대로 나를 공격하지 않습니다. 내가 잘못된 생활 습관을 가지고 있었기 때문에 나타나는 현상일 뿐이므로 생활 습관을 고치면 정상으로 돌아옵니다. 따라서 평생 한 알의 약도 필요하지 않게 되는 것입니다. 좀 더 구체적으로 우리 몸의 반응을 이해하기 위해 먼저 '염증 반응(炎症反應)'에 대해서 알아보겠습니다.

염증은 왜 생기는 걸까

흔히들 신체의 한 부분에 통증과 함께 이상 소견이 나타나면 염증 반응이 생겼다고 이야기하곤 합니다. 그런데 염증이 무엇이냐고 물어보면 대답할 사람이 별로 없지요. 그냥 고름이 나오는 것 아니냐고 대답할 뿐입니다. 고름이 나오는 염증 반응은 감염에 의해 생기는 화농성 염증으로, 외부에서 들어온 이물질과 싸운 면역세포들의 시체가 고름이 된다고 생각하면 됩니다. 이런 화농성 반응 외에도 우리 몸에서는 머리끝에서 발끝까지 염증이 생길 수 있습니다. 두피에 생기는 지루성 피부염에서 눈에 생기는 결막염, 코에 생기는 비염, 입안에 생기는 구내염, 귀에 생기는 중이염, 식도에 생기는 역류성 식도염, 위장에 생기는 위염, 손가락을 비롯한 관절에 생기는 관절염 등 우리 몸 곳곳에서 염증이 생길 수 있습니다.

앞서 언급한 질병을 잘 살펴보면 모두 염(炎)자가 붙은 걸 볼 수 있습니다. 화끈거리면서 뜨거워지는 반응을 불 화(火)자가 두 개 있는 염(炎)으로 표현한 것입니다. 영어에서도 염증은 'inflammation'이라고 하는데 이 글자 속에 들어 있는 'flame'은 불꽃을 의미합니다. 이처럼 염증 반응은 우리 몸에서 불처럼 화끈거리는 반응을 말하는데 이런 염증 반응의 정체가 무엇일까요?

누구나 한번쯤은 발목을 삐어본 적이 있을 겁니다. 발목을 삐었다는 말은 발목에 있는 어떤 조직이 손상된 것일 텐데요, 대부분 골절이 아니라면 발목의 인대가 손상된 것입니다. 그런데 발목을 겹질리면 발목은 어떻게 변하나요? 붓고 화끈거리면서 아프죠. 바로 이런 반응을 가리켜 염증 반응이라고 합니다. 염증의 세 가지 반응은 붓고 화끈거리고 통증이 동반되는 것을 말합니다. 왜 우리 몸은 발목의 인대가 손상되었는데 염증 반응이 생기나요? 염증이 생기면 잘 걷지도 못하고 아파서 어쩔 줄 모르게 되는데 이런 불편한 반응은 날 괴롭히기 위해 생겼을까요? 발목을 삐었을 때 처음에는 아파서 걷지도 못하고 절뚝거리지만 시간이 지나면 점차 나아집니다. 즉 염증 반응을 통해 우리 몸의 손상된 부위가 회복된다고 볼 수 있습니다.

또 염증이 생겼을 때는 그 부위가 부어오릅니다. 부어 있는 곳 안에 들어 있는 물질은 무엇일까요? 대체 무엇이 들어 있어서 탱탱 부어올랐을까요? 그것은 혈액입니다. 우리 몸은 세포로 구성되어 있는데 손상된 세포를 버리고 새로운 세포를 만들어내는 세포분열이라는 과정을 통해 매일매일 회복됩니다. 이때 필요한 에너지를 전달하는 것이 혈액이고, 혈액이 모이면 붓고 화끈거리게 되는 것이죠. 이때 통증을 동반하는데 바로 여기서 통증이 혈액순환과 관련 있다는 사실을 알 수 있습니다. 그런데 혈관은 열릴 때 아플까요, 닫힐 때 아플까요? 답은 열릴 때 아픕니다.

당뇨 환자들에게 생기는 합병증 가운데 발가락 끝이 썩어가는 경우가 있는데 한번쯤 들어보셨을 것입니다. 심한 경우 발가락을 절단하고 그것도 모자라 발목까지 잘라내기도 하는데 왜 이런 일이 생길까요? 당뇨 합병증은 혈관이 막혀서 생깁니다. 즉 혈액이 발끝까지 가지 못해서 감각이 없어지고, 상처가 나도 통증이 없는 상태가 되어 썩어버리는 것입니다. 발을 따뜻하게 한다면서 족욕을 하는데 발가락이 화상으로 익어가는 것도 모르다 보니 결국 잘라내는 방법밖에 없는 경우도 있습니다. 이렇게 우리 몸의 혈관이 막히면 감각이 없어집니다.

반대로, 어릴 적 했던 놀이 중에 전기 오게 해준다면서 손목을 꽉 잡고 나이만큼 손가락을 오므렸다 폈다를 반복하다가 꽉 잡았던 손목을 살짝 풀어주면 손끝에 살짝 저린 느낌이 오던 기억이 있을 것입니다. 막혔던 혈관이 열리면서 우리가 느낄 수 있는 증상이 생긴 것이지요. 또 무릎을 구부리고 앉아 있다가 일어날 때 갑자기 종아리가 저려와 곧바로 일어나 움직이기 힘들었던 경험도 있을 것입니다. 앉아 있을 때에는 못 느끼지만 일어날 때 혈관이 열리면서 저리고 아픈 증상이 생긴 것입니다.

이처럼 우리 몸의 통증은 혈관이 움직이는 것과 관련 있습니다. 혈관이 열리면서 통증이 생기는 것이죠. 그렇다면 혈관이 열린다는 것은 어떤 의미일까요? 혈관이 열리면서 혈류가 증가하는 것인데, 이런 변화는 우리 몸에 이로울까요, 해로울까요? 혈류가 증가하여 혈액순환이 좋아지는 것은 분명 우리 몸에 좋은 것입니다. 따라서 우리 몸에 생기는 통증 또한 분명 좋은 것이라고 생각할 수 있습니다. 맞습니다. 우리 몸은 살아가는 동안 손상받기도 하지만 이런 손상으로부터 몸을 회복시키는 능력도 함께 갖고 있습니다.

이처럼 손상된 몸을 회복시키는 능력은 우리 몸이 스스로 해야만 합니다. 피부가 찢어지고 뼈가 부러져도 시간이 흐르면 우리 몸은 다시 붙습니다. 이때 회복을 빠르게 해줄 방법은 아무것도 없습니다. 오로지 우리 몸이 회복되기를 기다려야 합니다.

우리 몸이 병들거나 다치면 손상된 조직에서 노폐물이 나옵니다. 바로 근육을 많이 사용했을 때 생기는 피로물질 같은 것이라 생각할 수 있고, 조직이 손상되면서 파괴된 세포에서 나오는 물질일 수 있습니다. 또한 잘못된 식사를 통해 우리 몸에 들어온 것들이 배설되지 못하고 몸 안에 쌓여 있기 때문일 수도 있습니다. 염증 반응은 이런 노폐물을 제거하고 정상적인 조직을 재생하기 위해 혈류를 증가시키려는 노력이라고 할 수 있습니다. 이때 생기는 불편한 증상이 통증을 동반한 염증 반응인 것을 꼭 기억해야 합니다.

소염진통제는 염증 반응을 악화시킨다

앞서도 언급했듯이 우리 몸의 곳곳에서 염증 반응이 생길 수 있습니다. 다시 말하면 외적 충격에 의해 손상을 입었을 때뿐만 아니라 내적으로도 손상이 생길 수 있는데 이를 회복하기 위해 우리 몸은 염증 반응을 일으키는 것입니다. 즉 염증은 손상된 조직을 회복하기 위해 필요로 하는 에너지를 공급받으려고 혈류를 늘리는 반응입니다.

분명 우리 몸에 꼭 필요하고, 살기 위해 거쳐야 하는 과정임에도 불구하고 염증이 생기면 불편한 증상 때문에 대부분 약부터 찾게 됩니다. 약국에서, 병원에서 처방받아 먹는 약들은 어떤 기전으로 염증 반응을 완화시킬까요? 흔히 두통이나 생리통 같은 경우에도 '한국인의 두통약 ○○○'이나 '열심히 일하는 당신에게 △△△△' 같은 약들이 매스미디어를 통해 광고되고 약국에서, 아니 이제는 편의점에서도 쉽게 사먹을 수 있습니다. 이것으로도 잘 듣지 않는 통증은 병원에 가서 더 독한 약을 처방받아 먹어야 하고, 그것이 최선의 방법이라고 흔히들 생각합니다.

하지만 이때 복용하는 약들은 대부분 신경안정제나 스테로이드 계통의 약들, 심지어는 면역억제제와 같은 약도 있습니다. 이런 약들은 어떤 기전으로 우리 몸의 통증과 염증 반응을 줄여주는 것일까요? 바로 앞서 말씀드린, 혈관이 확장되어 혈류를 증가시키려는 반응을 억제하는 기전입니다. 혈관을 수축하게 함으로써 통증을 줄이는 약들입니다.

이런 약들은 증상을 억누르기만 할 뿐 우리 몸을 회복시키지는 않습니다. 회복되지 못한 상태로 남아 있다가 약 기운이 떨어지면 다시 혈류를 증가시키려 하고 그러면 다시 통증이 생기고, 그 때문에 한 알 먹었던 진통제가 시간이 흐르면서 두 알이 되고 네 알이 되는 것입니다. 또 네 알의 약이 통증을 완전히 없애주고 재발하지 않게 해주면 좋겠는데 실상은 그렇게 약을 먹어도 또다시 생기는 통증으로 괴로워하는 사람들이 많은 것을 볼 수 있습니다.

게다가 증상을 억누르기 위해 복용하는 약들은 우리 몸의 해독 기관을 통해 배출되어야 하는데, 간과 콩팥을 통해 분해되고 배설되는 것들이 많습니다. 염증을 억누르려고 먹는 약들 때문에 간이 손상되고 콩팥이 망가지는 경우는 바로 이런 경로를 통해 생기는 것입니다. 저희 병원에 오는 분들은 대부분 많은 약을 복용하고 있습니다. 그런데 이분들에게 복용하는 약이 어떤 약이고 부작용이 무엇인지 아느냐고 물었을 때 제대로 대답하는 분은 한 사람도 없었습니다. 아니, 5년 10년 20년 드시던 약이 무엇인지 궁금하지도 않았느냐고 되묻고 나서 요즘 같은 시대에는 약 이름을 인터넷에서 검색만 해봐도 어떤 약인지 자세히 나와 있는데 한 번도 찾아볼 생각을 하지 않았느냐고 물어봅니다.

그러면 대부분 큰 병원에서 권위 있는 의사분에게 처방받은 약이어서 몸에 도움이 될 것으로 믿었다고 합니다. 또 병원은 병을 치료해주는 곳이므로 그런 부분에 대해서는 한 번도 의심해보지 않았다고 대답합니다. 그것은 한 알 두 알로 시작했던 약이 시간이 지나면서 왜 자꾸 늘어만 가는지에 대한 생각을 전혀 안 해보았다는 이야기입니다. 처음에는 내 몸의 증상을 없애주어 병이 나은 것처럼 느끼게 해주지만 시간이 갈수록 우리 몸은 약 때문에 점차 손상되어 전에 없던 증상으로 점차 약의 종류가 늘어가는 것입니다.

실제로 궤양성 대장염 환자들의 경우도 첫 시작은 과민성 대장염이나 장염이라는 진단을 받아 불편할 때마다 소염진통제나 항생제를 드신 분들입니다. 이 약들이 근본적으로 치료를 해주었다면 더 악화된 형태로 난치병이라고 하는 궤양성 대장염 환자가 되지는 않았겠지요. 그리고 궤양성 대장염으로 확진되어 그에 따른 약을 먹는다 해도 결국 부위가 점차 넓어지거나 면역력이 떨어져 다른 질병에 노출되고, 신장이나 간 기능 손상이 진행되는 것을 보면 약은 더 심각하게 건강을 악화시킬 뿐입니다.

우리 몸의 염증 반응이 왜 일어나는지에 대한 생각 없이 빨리 증상을 없애주는 것이 최선이라고 생각했지만 분명 그것은 잘못된 처방입니다. 빨리 증상을 없애주는 처방이야말로 우리 몸을 건강에서 더욱더 멀어지게 만드는 행위임을 명심해야 합니다.

스트레스와 자율신경의 이해

우리는 화가 났을 때 피가 거꾸로 솟구친다고 이야기합니다. 분명 화가 나면 피가 머리로 몰리는 것은 누구나 경험하는 일인데 왜 화가 나면 피가 머리로 갈까요? 화가 났다는 것은 생각이 많아진 것이고, 많은 생각을 하려면 머리가 팽팽 돌아가야 합니다. 머리를 팽팽 돌리려면 피가 필요합니다. 그때 우리 몸은 순간적으로 머리로 피를 보내는 일을 하기 때문에 머리로 피가 솟구치는 듯한 느낌이 드는 것입니다. 이때는 손과 발이 차가워지고 배도 차가워지고 그래서 소화도 잘 안 되는 일이 벌어집니다. 이런 변화를 스트레스 반응이라고 하는데 스스로 원해서 이루어지는 것이 아닙니다. 순간적으로 우리 몸이 알아서 반응하는 것이지요. 내가 하고 싶다고 해서 되는 것도 아니고, 하고 싶지 않다고 해서 안 하는 것도 아닙니다. 이런 반응을 주도하는 것이 우리 몸의 자율신경계입니다.

우리 몸에서 눈을 깜박거리거나 심장의 움직임, 장의 운동, 땀이 나고 열이 나는 등의 변화는 내가 의식적으로 할 수 없는 것입니다. 자율신경계는 우리 몸 안에서 스스로 움직입니다. 즉 외부 환경에 대해 우리 몸이 즉각적으로 어떻게 반응해야 하는지를 판단하고 움직이는 것입니다. 그러다 보니 내 맘대로 되질 않죠. 이렇게 움직이는 자율신경계에는 교감신경과 부교감신경이 있습니다.

앞에서 설명했듯이 화가 나면 피가 거꾸로 솟구치는 것처럼 혈관을 움직이게 만드는 것은 자율신경계의 교감신경이 하는 일이고, 거꾸로 마음 편히 식사하거나 잠자는 등의 일들을 주관하는 것은 부교감신경이 하는 일로 알려져 있습니다. 하루 중의 일상생활에서는 아침에 깨어나면서부터 교감신경이 우위에 있으면서 맥박과 혈압을 높이고 머리 쪽으로 혈류량을 늘려 하루를 살아가게 합니다. 반대로 하루 일과가 끝나고 잠자리에 들 때나 식사를 하는 동안에는 부교감신경이 우위에 있으면서 말초 혈관이나 복부에 혈류를 늘려 소화를 시키거나 손상된 조직을 복구합니다. 이렇듯 하루 중에도 교감신경과 부교감신경이 서로 보완해가며 우리 몸이 살아갈 수 있도록 스스로 알아서 판단하고 움직이는 것입니다. 이 자율신경이 하루 일과에 맞추어 적당히 조절되고 균형이 맞추어져 있는 것이 건강한 생활의 기본이 됩니다.

그런데 이런 움직임이 균형을 잡지 못하고 항상 한쪽으로 치우친 사람들이 있습니다. 항상 고민이 많고 생각이 많고 근심이 많은 사람들은 교감신경이 우위에 있게 되는 것입니다. 그럴 때는 우리 몸이 어떻게 반응하겠습니까? 혈액은 항상 머리 쪽으로 치우쳐 있을 것이고, 손과 발은 차가울 것이고, 배에도 혈액이 부족하여 소화시키기가 어려운 상태일 것입니다. 우리가 신경이 날카로운 상황에서 밥을 먹었을 때 쉽게 체하는 원인이 되기도 합니다. 교감신경이 우위에 있는 상태에서는 우리 몸 구석구석에 필요한 혈액의 공급이 어려워지고, 바로 이럴 때 스트레스에 의한 병들이 발생합니다.

가장 대표적인 것이 속이 쓰려오는 위염, 역류성 식도염 등입니다. 또 손끝 발끝까지 혈액이 잘 가지 않아 관절염 증상을 만들기도 하고, 세포분열이 정상적으로 이루어지지 않아 암세포가 발생하기도 합니다. 이런 질병들은 모두 스트레스와 연관 있는 것으로 알려져 있습니다. 때문에 병원에 가면 스트레스를 줄이라는 충고를 받는데 한 번 생각해봅시다. 내가 받고 있는 스트레스는 직장이나 가정, 인간관계 등에서 생기는데 스트레스를 줄이기 위해 직장에도 나가지 않고 사람도 안 만나고 가정생활도 포기할 수 있습니까? 스트레스를 줄여야 한다고, 또는 피하려고 노력하라는 이야기를 쉽게 하고 들을 수 있겠지만 사실상 마음가짐만으로 스트레스에서 벗어나는 것은 쉽지 않습니다.

요즘 최고의 화두로 '힐링'이라는 단어가 회자되는 것을 보면, 우리가 스트레스 상황에서 한 치도 벗어날 수 없고 많은 사람들이 마음의 상처를 받으며 힘들게 하루하루를 살아가기 때문일 것입니다. 치열한 경쟁 사회에서 버티기 위해 어린아이들부터 경제적으로 불안한 청장년, 노후에 건강과 생계를 걱정해야 하는 노인들까지 모두가 스트레스를 받고 있다고 한목소리로 말합니다. 그리고 건강상의 문제로 스트레스를 지목합니다. 그렇다면 스트레스로부터 발생하는 질병을 피할 수는 없는 것일까요? 그렇지 않습니다. 우리 주변의 환경에서 발생하는 스트레스를 이길 수 있는 방법은 스트레스로부터 도망치는 것이 아니라 내 몸이 스트레스를 이길 수 있도록 체력을 키우는 것입니다. 사실 우리의 몸에 피로가 쌓이고 아프면 주변의 사소한 말과 일에도 관대하게 대처하지 못하고 짜증을 내거나 화를 냈던 경험이 누구에게나 있을 것입니다. 하지만 반대로 힘이 넘치고 컨디션이 좋으면 똑같은 상황에서도 여유롭게 행동할 수 있습니다. 주변 상황을 내 맘대로 바꾸지는 못하지만 최소한 내 몸의 체력을 키워 스트레스로부터 내 몸을 보호하는 것이야말로 내 의지로 할 수 있는 일이라고 생각합니다.

이때 중요한 것이 부교감신경을 끌어올려 교감신경과의 균형을 맞추는 일입니다. 하지만 자율신경은 우리의 의지대로 되는 것이 아니기 때문에 자율신경의 균형이 깨졌을 때 질병의 치유가 힘들어지는 것입니다. 그럼에도 불구하고 우리가 스스로 할 수 있는 유일한 방법은 식사 조절을 통해 장운동(腸運動)을 촉진시켜 부교감신경을 자극하는 것입니다. 실제로 변비나 과민한 대장을 가지고 있는 사람들은 신경이 예민한 경우가 많습니다. 우리는 장운동이 잘 이루어질 때 편안함과 안정감을 얻습니다. 그래서 많은 현대인들이 업무가 끝난 저녁 시간이 되면 하루 동안 받은 중압감을 털어내기 위해 맛집을 찾아

나서고, 또 어떤 사람들은 스트레스를 받으면 달콤하거나 매콤한 먹을 것이 당기고, 심지어 자신도 모르게 폭식하는 것이 이런 이유에서입니다. 우리는 이렇게 음식을 먹으면서 심리적으로 안정되고 음식을 먹어 장운동을 시키면서 부교감신경을 높입니다.

따라서 장운동을 원활하게 하는 올바른 식습관은 교감신경과 부교감신경의 균형과 조화를 맞추는 데 중요한 역할을 하기 때문에 식사조절이야말로 질병의 치유에 중요한 것이고, 올바른 식사를 통해 건강해질 수 있는 이유가 되기도 합니다.

완전한 건강은 완전한 혈액순환에 있다

자율신경의 불균형은 혈액순환에 문제를 일으켜 우리 몸 어딘가에 염증 반응을 만듭니다. 류머티즘 관절염 환자들의 경우에는 손가락 마디에 통증이 잘 생깁니다. 초기에 느끼는 증세는 아침에 일어나 손가락을 움직이려 할 때 뻣뻣하고 약간의 통증이 느껴집니다. 하지만 손가락을 계속 사용하다 보면 부드러워지고 통증도 사라집니다. 이런 현상은 손가락을 움직이기 위해서는 혈액이 필요한데 밤사이 혈액순환이 되지 않아 굳어 있던 손가락이 아침에 활동을 시작하면서 움직이면 손가락 끝까지 혈액이 가야 하므로 혈관이 확장되어 통증이 생기는 것입니다. 이 같은 현상은 점차 관절을 사용하면서 그 느낌이 사라집니다.

하지만 초기의 이런 상태를 반복하다 보면 증상이 심해집니다. 이제는 아침에 일어나서 움직일 때만 생기던 통증이 잠을 자려고 누웠을 때에도 저리고 아파서 잠을 이루기 힘든 경우까지 생깁니다. 이쯤 되면 밥맛도 없어지고 하루 종일 여기저기 쑤시고 아파서 어쩔 줄 모르게 됩니다. 이렇듯 상태가 더 악화되는 이유는 스트레스 상황에서 손가락 끝까지 혈액이 가지 않아, 우리 몸이 손가락을 움직이기 위해 손가락에서 염증을 일으키기 때문입니다. 바로 손가락 마디가 붓고 화끈거리면서 통증이 생기는 것이지요.

이런 증상이 생기면 대부분의 사람들은 '내가 스트레스를 받아 이런 변화가 생겼구나'라고 인식하기보다는 빨리 통증을 없애고 싶은 마음에 소염진통제를 찾습니다. 이때 복용하는 약은 염증 반응을 억제할 것 같지만 실제로 우리 몸은 살기 위해서 약물에 대항해 혈관을 더 열려고 노력합니다. 때문에 반복적으로 약을 먹으면 거꾸로 염증 반응이 더 심해지는 결과를 초래합니다. 우리 몸은 살기 위해 손가락 끝, 발가락 끝까지 혈액을 보내야만 합니다.

또한 손가락 · 발가락 끝까지 혈액을 보내는 것 외에 내부 장기에도 곳곳에 충분한 혈액을 보내야 우리 몸은 세포분열을 할 수 있습니다. 그 과정이 원활해야 손상된 곳을 회복할 수 있고 수명이 다 된 세포는 파괴하고 건강한 세포를 만들어서 어제와 다른 내가 되는 것입니다. 그런데 체온이 떨어지거나 하여 혈액순환에 문제가 생기면 정상적인 세포분열을 할 수 없습니다. 이때 염증 반응이 일어나고 만성화되면 암 조직으로 발전하기도 합니다. 바로 불완전한 혈액순환이 우리 몸에 질병을 일으키는 것입니다. 이를 통해 질병은 나에게는 괴로운 증상이겠지만 실제론 혈류를 증가시켜 우리 몸이 살아나려고 노력하는 것이라는 사실을 알 수 있습니다. 질병의 치유는 약이 아니라 생활 습관을 바꾸면 된다는 사실은 이런 생리에 근거하고 있습니다. 따라서 질병이 생겼을 때에는 약이나 뭔가 특별한 것을 먹어서 효과를 보려는 마음이 아니라 자신이 만든 병은 자신이 고치겠다는 생각으로 접근해야 합니다. 어느 병원을 찾아갈까 고민하기보다 어떤 습관이 이런 상황을 만들게 되었는지 시간을 가지고 꼼꼼히 살펴보는 것이 먼저입니다.

그리고 치료의 목표는 원활한 혈액순환에 있습니다. 그렇다면 혈액은 무엇으로 만들어질까요? 그것은 우리가 먹는 음식으로 이루어집니다. 매일 먹는 음식이 위와 장을 거치면서 소화되어 혈관을 타고 간으로 가고, 간에서 만들어진 깨끗한 피는 심장으로 간 뒤 폐를 거쳐 우리 몸 구석구석으로 흘러갑니다. 그런데 우리가 먹는 음식 속에 우리 몸에 맞지 않는 것이 들어 있다면 소화기관은 이런 물질들 때문에 어려움을 겪습니다. 제일 먼저 음식을 맞이하는 위(胃)부터 고장이 나고 장에서도 증상을 일으킵니다. 우리가 상하거나 오염된 음식을 먹으면 바로 구토를 하고 설사를 하는 이유이기도 합니다.

그런데 이런 것들이 지속적으로 들어오면 위와 장에서 증상을 일으키지 않고 혈액 속으로 들어와 간에서 이상을 만들기도 하면서 혈액 속에 있어서는 안 될 노폐물이 생겨나는 것입니다. 이런 노폐물은 체내에 점차 쌓이는데 특히 혈관 내벽에 쌓이면서 혈관을 막기 시작합니다. 처음에는 현미경을 통해서만 보이는 말초 혈관들부터 증상을 만들다가 점차 큰 혈관들에도 증상을 일으키는데 아주 위험한 결과를 불러올 수 있습니다. 흔히 말하는 뇌졸중이나 심근경색 같은 질병을 만들어내는 것입니다. 혈관이 막혀서 혈액순환에 문제가 생기면 우리 몸은 손발이 저리고 아프면서 몸 곳곳에서 염증 반응이 생길 수 있습니다. 바로 혈액순환에 문제가 있다는 신호를 보내는 것이지요. 이런 신호가 생겼을 때에는 문제가 무엇인지 원인이 무엇인지를 고민하고, 원인을 찾아서 바꾸면 증상이 쉽게 사라집니다.

그런데 평소 우리 몸에 대한 관심이 없고 지금까지 문제없이 살아왔으니 건강하다고 생각하다가 이런 신호가 오면 당황하고 두려워하면서 빨리 증상을 없애려 합니다. 하지만 우리 몸의 신호에 귀 기울이지 않고 증상만을 빨리 없애려 하다 보니 증상이 만들어진 원인이 제거되지 않았기 때문에 우리 몸에서는 더 큰 문제가 생깁니다. 결국 자신의 수명을 채우지 못하는 사태가 벌어지게 되는 것입니다. 우리 몸에서 일어나는 일들은 항상 원인이 있습니다. 이 원인에 대해 고민하고 개선하는 것이야말로 필요한 일이며, 이렇게 함으로써 혈액순환이 좋아지면 문제는 해결됩니다. 완전한 건강은 완전한 혈액순환에 있다는 사실을 꼭 기억하십시오.

우리 몸의 발열 기관은 어디일까

추운 날 밖에 나갔을 때 손가락이 굳어서 잘 움직이지 않았던 경험이 있을 것입니다. 왜 추워지면 손가락을 움직이는 것조차 힘들어질까요? 날씨가 차면 외부에 노출된 손도 차가워지게 되는데, 손이 차가워진다는 것은 그 부위에 혈액이 잘 가지 않는다는 이야기입니다. 때문에 손을 비벼서 열을 일으켜야만 손을 움직이기가 쉬워집니다. 이런 현상에서 보듯이 우리 몸은 항상 일정한 열을 일으켜 혈액순환을 하고 있는데 우리 몸의 어디에서 이런 열을 일으키고 있을까요? 진료실에 찾아오는 분들에게 이런 질문을 던지면 대부분 심장이나 근육이라고 말하는 경우가 많습니다.

어느 정도 맞는 대답이긴 합니다. 그러나 좀 더 생각해보면 심장에서 발생하는 열만으로 우리 몸을 일정한 온도로 유지할 수 있을까요? 또 근육의 움직임이 열을 일으키는 것은 맞지만 몸을 움직이지 않을 때나 자고 있을 때에도 우리 몸은 일정한 체온을 유지할 수 있습니다. 이로써 근육의 움직임만으로 체온을 유지하는 것은 아니라는 사실을 알 수 있습니다. 그리고 세포에서 영양분을 이용하여 에너지를 만들어내는 과정이 있지만 이것만으로는 부족합니다. 그럼 과연 어느 부위에서 열을 일으켜 체온을 유지할 수 있는 것일까요?

우리 몸의 체온을 유지하고 필요에 따라 열을 올리는 곳은 바로 배에서 나옵니다. 우리 몸의 장(腸)은 보일러 역할을 하는 곳입니다. 1차 발열 기관이 되는 것이지요. 소화와 흡수를 위한 장의 움직임과 음식이 발효하면서 열이 발생해 체온이 올라가야 혈관이 열리고, 혈관이 열려야 피가 통하는 것입니다. 바로 장에서 발생하는 열을 온몸으로 전달할 때 손과 발을 비롯한 전신에 혈액순환이 이루어질 수 있습니다. 그러나 많은 현대인들이 아랫배의 차가움을 느끼며 살아갑니다. 자신의 배에 손을 얹어보면 서늘한 기운을 느낀다고 말하는 분들이 참 많습니다. 배가 차가워져서 몸의 온도가 떨어지면 혈액순환에 문제가 생깁니다.

혈류가 원활하지 못한 상태가 지속되면 우리 몸의 장기들이 손상을 입게 됩니다. 우리 몸은 매일 사용하면서 손상된 장기를 회복하기 위해 세포분열을 시도하는데 혈류가 부족한 상태에서는 정상적인 세포분열이 어려워집니다. 그래도 우리 몸은 살아야 하므로 정상적인 세포분열이 아닌, 독종 세포가 나타나 세포분열을 일으키게 됩니다. 이것이 바로 암입니다.

그래서 장을 움직이지 못하는 변비는 암이라고 말하는 학자들도 있습니다. 우리가 음식을 먹는 일은 때가 되고 배가 고파서 하는 단순한 행위로 생각할 수 있지만, 사실은 체온과 밀접한 관련이 있다는 것을 알아야 합니다. 어떤 음식을 어떤 방법으로 먹는지가 매우 중요한 일이 됩니다.

우리는 끼니때 식사를 못하면 배가 고프면서 몸이 차가워지는 느낌을 경험했을 것입니다. 겨울에는 더 심하게 느껴지는 증상이지요. 우리는 인간의 체온이 몇 도인지 묻는 질문에 36.5도라는 대답을 기계적으로 합니다. 하지만 사람의 체온이 항상 일정하게 같은 체온을 유지하는 것은 아닙니다. 아침에 일어났을 때나 운동을 한 후처럼 상황에 따라 체온은 차이를 보이기도 하고, 사람에 따라 체온의 차이가 크게 나타나기도 합니다. 저는 환자들의 체온을 재보기도 하는데 암 환자나 난치성 질환으로 약을 많이 먹은 환자들은 36.5도도 유지하지 못하는 경우가 대부분입니다. 잠에서 깨어 활동을 시작하면서 체온은 조금 더 상승하는데 오후가 지나도 36.5도는 커녕 36도에도 미치지 못하는 분들이 많은 것을 보게 됩니다. 이렇듯 체온을 올리고 유지하는 것이 제대로 되지 않을 때 혈액순환에 문제가 생깁니다. 그 결과 혈류가 부족한 곳은 혈류를 증가시켜 손상된 부위를 회복시키려는 염증 반응이 생기고, 이것이 여러 질병의 증상이 되는 것입니다. 그래서 배를 따뜻하게 하려고 배에 따뜻한 돌을 올려놓거나 핫팩 등을 대는 경우가 많은데 이렇게 하면 잠시 혈류가 증가하여 편안함을 느끼지만 이것이 지속되지는 못합니다. 왜냐하면 우리 몸에서 열을 내는 기능이 있는데 외부에서 열을 넣어주면 그 기능이 제대로 작동하지 못하기 때문입니다.

그러므로 올바른 식사를 통해 장운동이 좋아지고 소화가 잘될 때 아랫배가 따뜻해지면서 체온이 상승하게 됩니다. 아랫배가 차가워진 사람들은 발끝까지 혈액을 보낼 힘이 없으므로 발이 차가워지고 운동을 하고 나면 무릎과 발목이 아플 수 있습니다. 더 심해지면 무릎 연골이 망가져 무릎 통증으로 고생하게 됩니다. 이런 증상들은 모두 체온이 올라가지 못해 혈액순환이 되지 않아서 발생하는 것입니다.

또한 체온이 떨어진 분들은 따뜻한 곳을 좋아해서 한여름에도 전기장판을 틀어놓고 잠을 자기도 합니다. 사우나에서 땀을 흘리고도 찬물로 샤워하는 사람들 옆에서 차가운 물 한 방울이라도 튀면 몸을 떨며 새우 눈으로 째려보기도 합니다. 실제로 유방암 때문에 수술을 받은 환자분이 삼복더위에 내복을 입은 모습을 보고 놀랐던 일도 있습니다. 그러나 이렇게 자꾸 따뜻하게 몸을 감싸면 우리 몸은 스스로 열을 내는 일을 등한시하게 됩니다. 몸의 체온이 떨어져 체온을 끌어올려야겠다고 생각한다면 따뜻한 곳에 가지 말고 거꾸로 몸 주변을 차갑게 만들어주어야 합니다. 그래야만 우리 몸은 열을 내기 위해 노력할 것이므로 체온이 상승할 수 있습니다.

체온이 떨어지면서 발생하는 질병들은 여러 가지가 있습니다. 대표적인 것이 염증 반응이고, 이것이 심해진 상태가 바로 암세포라고 볼 수 있습니다. 저체온과 암의 상관관계는 이미 많이 알려져 있습니다. 그래서 암 치료 방법 중 하나인 고주파 치료는 암세포 주변의 온도를 높여줌으로써 혈류를 증가시키려는 치료법입니다만, 이런 방법으로는 하루 종일 정상 체온을 만들어줄 수 없습니다. 물론 잠깐의 증상 완화는 될 수 있을 것입니다. 그러나 우리 몸이 정상적인 체온을 만들지 못하게 된 원인을 찾아 개선하는 것만이 유일한 치료법입니다. 즉 우리 몸이 스스로 열을 내게 하여 혈액순환이 좋아지면 우리 몸속의 염증 반응이 사라지고, 그래야만 만성적인 질환을 치유할 수 있게 되는 것입니다.

대증요법이 불치병을 만든다

염증은 혈류가 부족할 때 생기는 반응으로, 불편한 증상을 동반 하지만 궁극적으로는 우리 몸을 살리기 위한 노력이라고 말씀드렸습니다. 그런데 일상생활에서 이런 염증 반응이 생기면 그것이 왜 생겼는지에 대한 고민 없이 약국에 가서 약을 사먹는다든지 병원에 가서 약을 처방받거나 주사를 맞는 것이 일상이 되어버렸습니다. 그렇게 된 이유는 불편한 증상을 빨리 없애는 것이 최고의 치료라고 생각하는 환자와 의료인이 만났기 때문입니다. 우리 몸에서 일어나는 변화는 항상 어떤 목적 아래 일어나는 것임에도 고통을 호소하는 환자를 보고 당장의 불편함을 없애주는 처치라도 해주어야 하는 의료인이 증상에 대응하는 치료들, 즉 대증요법(對症療法)을 하게 된 것입니다. 진료실 문을 열고 들어오면서부터 아파 죽겠다고 호소하는 환자들을 보면 당연히 이런 치료가 올바른 방법이라고 생각할 수 있을 것입니다.

그러나 이런 대증요법은 일시적으로는 증상을 완화시킬 수 있을지 모르나 증상의 원인을 제거하지 않았기 때문에 증상을 억누르는 치료 효과가 끝나면 우리 몸은 살기 위해 더 큰 증상을 일으키는 경우가 많습니다. 결국 처음에는 한두 알의 약으로도 잘 듣던 증상이 시간이 지나면서 세 알 네 알, 나중에는 한 주먹의 약을 먹어도 증상이 사라지지 않는 아주 곤란한 상황에 접하게 됩니다. 그때가 되면 의료진은 이런 질병은 약으로도 조절이 잘 되지 않는 불치병이니 평생 약을 복용하면서 증상을 조절하는 것이 최선이라는 이야기를 합니다.

환자의 입장에서는 참으로 억장이 무너질 이야기를 듣게 된 것이죠. 평생 치료될 수 없는 병이라니 한숨만 나오고 특히나 젊은 사람에게 이런 진단이 내려지면 환자 본인뿐 아니라 가족들도 낙심합니다. 최근에는 어린 나이에 불치병 판정을 받고 평생 동안 약을 복용해야 하는 경우가 많아지고 있습니다. 유아기 · 청소년기부터 아토피, 류머티즘 관절염, 소아 당뇨, 궤양성 대장염 등의 질병이 이런 결과를 불러옵니다.

특히 가임기에 있는 20대와 30대 초반의 여자 환자들에게 평생 약을 먹어야 한다는 것은 두려운 일이 아닐 수 없습니다. 궤양성 대장염으로 약을 먹다가 유산을 네 번이나 한 환자나, 결혼을 앞두고도 병 때문에 약을 먹게 되어 혼사를 미루고 있는 여성을 보면 참으로 안타깝습니다. 잘못된 정보로 인해 원인을 고치지 못하고 대증 치료에만 힘쓰기 때문에 벌어지는 일들입니다. 대증 치료는 수많은 불치병을 만들 뿐입니다.

그러나 이런 질병은 불치병이 아닙니다. 원인을 모르는 의료진이 약으로만 증상을 완화시키려 하다가 그 결과가 좋지 않았던 것에서 시작된 이야기일 뿐입니다. 우리 몸의 변화는 분명한 원인이 있고, 그러한 변화가 나를 살리기 위해서라는 사실에 입각하여 생각해보면 치유의 길은 멀리 있지 않습니다. 그런데 만성 질환이라는 진단을 받은 사람들을 잘 관찰해보면 대부분 증상이 발생했을 때 처음에는 견뎌보다가 잘 안 되어 약을 먹게 됩니다. 이때 먹는 약들이 병을 완치시켜주는 게 아니라 증상을 잠시 억누르는 약이다 보니 대부분 우리 몸의 회복 반응인 염증을 억제하는 작용을 합니다. 이런 약이 체내에 들어오면 염증 반응은 잠시 약화되기도 하지만 궁극적으로는 염증 반응을 만들어야만 우리 몸은 회복되기 때문에 약 기운이 떨어지면 더 심한 증상을 만들어냅니다. 그러면 이런 증상을 호소하는 환자에게 의료진은 더 강력한 소염진통제를 처방하고, 우리 몸은 더 심한 증상을 일으키는 악순환이 계속되는 것입니다.

다시 말해 만성 염증 질환은 결국 증상에서 벗어나고자 먹은 약이 만들어내는 것이라고 볼 수 있습니다. 병을 치료하기 위해 먹은 약이 병을 치료하기는커녕 만성 질환으로 발전하여 평생 약을 먹어야만 하는 상태로 만드는 것입니다. 게다가 그렇게 많은 약을 먹어서 증상이 사라지고 살 만하게 만들어주면 좋겠지만 시간이 흐를수록 더 크고 중한 병이 몸에 생겨 어떤 환자들은 스스로 목숨을 마감하는 일들도 벌어집니다. 제대로 원인을 발견하고 그것을 없애기보다 증상을 빠르게 완화시켜주는 대증요법이 결국 사람을 불치병으로 만들고 삶의 질을 떨어뜨리는 주원인이 되는 것입니다.

우리 몸에 불편한 증상이 생겨 병원에 가면 현대 의학은 약을 주거나 수술을 권합니다. 저 역시 처음 진료를 하면서 선배들에게 배운 노하우는 평생 약을 먹어야 하는 환자들을 많이 만들어내야 병원 운영에 도움이 된다는 것이었습니다. 공중보건의를 하던 시절에 공중보건의협회에서 주관하는 고혈압 유병률 조사에도 참여해본 경험이 있습니다. '소리 없는 살인자, 고혈압'이라는 조금 무서운 표현을 써가면서 마을 회관에 주민들을 모아놓고 혈압을 재준 뒤 조금 높게 나온 주민들은 다시 보건지소로 불러 재검한 다음 계속 혈압이 높으면 약을 처방했습니다.

그런데 지금 생각해보면 고혈압이 사람을 죽이는 질병이라고 교육한 뒤 보건지소에 오게 해서 혈압을 잴 때는 누구도 편안한 상태가 아니었을 것입니다. 즉 상당한 불안감을 안고 왔을 때에는 당연히 혈압이 올라가 있을 터이고, 그것이 정상적인 과정입니다. 그런데도 이제부터 당신은 고혈압 환자라고 이야기해주고 앞으로 평생 약을 먹으며 살아야 한다고 친절하게 알려주었습니다. 또 약을 복용하는 도중에 약을 받으러 오지 않으면 친절하게 약이 떨어졌을 텐데 왜 안 오시냐고 전화까지 했습니다. 그러면 전화를 받은 주민은 소장님이 직접 본인의 건강을 챙겨준다면서 감사의 인사를 하기도 했습니다. 그렇게 해서 고혈압 환자들이 늘고 보건지소에 내원하는 환자들이 점차 늘어갔던 경험이 있습니다.

현대 의학의 대증 치료를 하는 병원은 환자가 늘기를 바랍니다. 그런 이유로 환자를 만들어낼 궁리도 합니다. 그래서 저는 건강교육을 할 때 우리나라 병원은 전 국민이 약을 먹는 그날까지 노력할 것이라고 이야기합니다. 반대로 모든 국민이 건강해지면 망하는 것은 병원이고 제약 회사일 것입니다.

이제는 우리 몸에 대한 정확한 정보, 즉 인간의 생리를 이해하면 대증요법의 약과 수술이 잘못된 것임을 분명 알 수 있습니다. 스스로 만든 질병은 나 외에 어느 누구도 다른 어떤 방법도 근본적으로 치유해줄 수 없습니다.

정말 황당한 엉터리 치료의 계보

의료의 역사를 들여다보면 많은 발전을 한 것이 사실입니다. 전쟁터에서 상처로 인한 과다 출혈과 감염으로 죽을 수밖에 없는 사람들에게 혈액 성분과 비슷하게 만든 링거액과 항생제를 써서 살려냈던 것들이 한 예가 될 것입니다. 이 과정에서 우리는 의료 행위를 대단히 과학적이고 신뢰할 만한 것으로 믿게 되었습니다. 하지만 정작 그런 시각으로 다시 한 번 들여다보면 웃지 못할 황당한 일들이 비일비재한 것이 의료의 역사이기도 합니다. 사람의 생명이 걸려 있는 수술과 처치, 약 처방 등 의료 행위의 부작용이 어느 날 갑자기 발표되면서 뒤집어지는 결과가 반복됩니다. 하지만 그에 대한 책임은 누구도 지지 않고, 또 합리화되는 곳이 의료 현장이기도 합니다.

그 시기엔 최선이었던 치료 행위가 시간이 흐르면서 황당한 것이 되어버린 몇 가지 예를 들어보겠습니다. 지금도 이발소의 상징이 되어 있는 빨간색 선과 파란색 선, 흰색 선이 돌아가는 원통 모양의 등을 본 적이 있을 것입니다. 여기서 빨간색과 파란색은 우리 몸의 동맥과 정맥을 상징하고, 흰색은 붕대를 의미하는 것으로 알려져 있습니다. 이런 상징의 유래는 중세로 거슬러 올라가는데, 그 당시 의사들은 질병의 원인은 나쁜 피에 있다고 여겨 사혈(瀉血)을 많이 했다고 합니다. 사혈을 하던 곳은 이발소였는데 다시 말하면 그 당시 의사는 칼을 능숙하게 사용하는 이발사이기도 했던 것이지요. 그런 이유로 빨간색과 파란색, 흰색이 이발소나 미장원의 상징이 되어버린 것입니다. 아이러니하게도 그 당시 이발사인 의사들은 가장 최고의 치료 방법인 사혈을 사람들에게 너무 많이 행한 나머지 과다 출혈로 죽게 한 경우가 많았다고 합니다.

많은 분들도 알고 계시겠지만, 매독이 유행하던 시절에 치료제로 사용됐던 것은 수은이었습니다. 매독 치료제가 개발되기 전까지 오랜 시간 동안 지금은 맹독성 중금속으로 구별되는 수은을 당시 의사들은 최고의 치료제로 사용한 것입니다. 당연히 매독으로 죽는 사람보다 수은중독으로 죽는 사람이 더 많았던 것입니다. 정신분열증을 치료하는 데도 지금은 상상할 수 없는, 전두엽을 제거하는 수술이 20세기 중반까지 통용되었습니다. 이런 치료법을 개발한 의사 에가스 모니스에게는 1949년 노벨 생리 · 의학상이 수여되기도 했습니다. 영화나 소설에서 볼 수 있는 이야기로 생각되는 이런 일들이 현실이었던 것이 아주 오랜 옛날 일 같지만 실제로는 100년도 되지 않은 시절의 이야기입니다. 지금 생각해보면 정말 어처구니없는 방법이었는데도 말입니다.

최근에는 자주 시행하지 않는 수술이지만 유행처럼 번졌던 수술 중 하나가 편도선 제거 수술입니다. 아이들이 자주 감기에 걸리고, 목이 붓고 열이 나면서 고통스러워하기 때문에 그 아픔을 줄여주기 위해 커진 편도를 제거하는 수술이 한때 유행처럼 번졌습니다. 어머니들은 아이들이 감기에 걸리는 것을 예방하는 편리한 방법인 양 편도선을 제거해줄 것을 서로 권하기도 했습니다. 편도선을 우리 몸에서 큰 역할을 하지 못하는 흔적기관이면서 문제만 일으키는 골칫덩어리로 여긴 것입니다. 저 또한 어릴 적에 코 뒤쪽에 있는 아데노이드라 불리는 편도 조직을 제거하는 수술을 받았습니다. 편도를 제거하면 목에서 열이 많이 나기 때문에 차가운 아이스크림을 많이 먹이는 것이 좋다는 의사의 말에 얼마나 기뻐했는지 모릅니다. 덕분에 수술을 하고 나서 목이 상당히 따갑고 아팠음에도 동생들의 부러워하는 시선을 받으며 평소 먹지 못했던 아이스크림을 실컷 먹은 기억이 있습니다.

그런데 지금 생각해보면 우리 몸에 편도가 없어도 될까요? 그렇지 않습니다. 편도는 우리 몸의 세균과 바이러스가 들어올 때 첫 번째 방어벽으로 기능하면서 내부로 들어오지 못하게 막아주는 곳입니다. 그런 기능이 우리 몸에 없다면 폐나 위장 같은 장기와 조직들은 쉽게 위험에 노출될 수밖에 없습니다. 그리고 편도선은 붓고 아프고 열을 내게 함으로써 우리 몸의 면역 시스템을 가동시켜 더 위험한 상황으로 가는 것을 막아주는 매우 중요한 기능을 합니다. 우리 몸의 털끝 하나도 다 존재하는 이유가 있는데 별 필요 없는 조직인 양 너무 쉽게 잘라버린 것이 아쉽습니다. 이제는 편도가 커져도 될 수 있으면 지켜보자는 쪽으로 의사들이 변했습니다. 나이 들면서 개선되는 경우가 많은 데다 실제로 편도가 하는 일들이 우리 몸의 면역 체계에서 중요하다는 사실을 알게 되었기 때문입니다.

얼마 전에 해열진통제와 감기약에 들어 있는 이소프로필안티피린(IPA) 성분이 심각한 부작용을 유발할 수 있다고 해서 시판 금지된 사건이 있습니다. 지난 30여 년간 아무 의심 없이 열이 나고 몸살이 생기면 약국에서 사먹었던 약들입니다. TV만 켜면 두통, 치통, 생리통에 먹어야 하는 약으로 알았고, 조금만 찬 바람이 불고 재채기가 나면 감기를 예방하기 위해 먹는 것으로 알았습니다. 저도 어릴 적 머리가 자주 아프다고 하신 어머님의 심부름으로 동네 약국에서 이런 약들을 사다 드린 기억이 있고, 또 조금만 감기 기운이 있어도 어머니는 부엌 한 켠에 박스째 사다 놓은 가정상비약으로 머리에 수건을 두른 소녀가 나오는 해열진통 드링크제를 비틀어 제게 마시게 했습니다. 그 익숙한 약들이 이제는 신경계 이상을 일으키고 호흡 곤란을 비롯해 피부 질환까지 온갖 심각한 부작용을 일으킨다고 합니다.

그렇다면 현재 유통되고 있는 약들과 수술 등이 향후 30년 뒤에도 쓰이고 있을지 의문입니다. 제 생각에는 거의 다 바뀌어 있을 듯싶습니다. 왜냐하면 부작용이 없는 약은 없고, 그 약을 대신할 신약은 계속해서 만들어지기 때문이지요. 하지만 그 약 역시 시간이 지나면 알지 못했던 부작용들이 나타나고 그제야 위험하다는 걸 알게 되는 것이죠. 다시 말하자면 지금 사용되는 현대 의학적인 방법들은 적어도 30년 정도 지나야 인체에 미치는 영향을 알 수 있게 됩니다. 그래서 지금은 잘못된 길로 가고 있는지조차 알 수 없는 것입니다. 그 당시에는 최고의 병원에서 최고의 의사들이 환자들을 위해 치료하던 방법들조차 시간이 흐르면서 잘못된 것임이 밝혀지고 부정되는 사례들이 많았다는 것은 역사가 증명하고 있습니다.

만약 내가 믿고 먹었던 약과 해야 하는 것으로 알고 받았던 수술이 얼마 지나지 않아 심각한 문제를 야기하는 것이었다고 발표된다면 이 황당함과 억울함을 누구에게 호소할까요? 이처럼 한 치 앞도 알 수 없는 것이 의료의 역사이기도 합니다. 결국 건강에 대한 변함없는 진리는 올바른 생활 습관을 통해 스스로 건강을 지키고 노력하는 것뿐입니다.

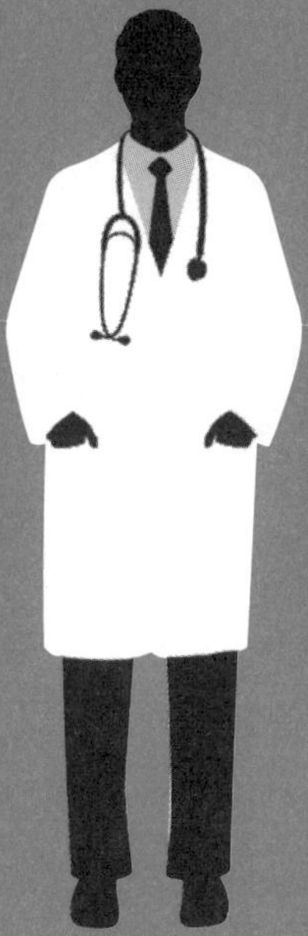

제2장

병을 부르는 잘못된 건강 상식

질병이 나를 죽인다?

살다 보면 불편한 증상은 여러 형태로 나타납니다. 앞서 말씀드린 염증만 해도 혈액순환에 문제가 생겼을 때 혈류를 증가시키려는 우리 몸의 자연스러운 반응일 뿐입니다. 그런데 문제는 불편한 증상이 동반된다는 점입니다. 누구나 통증 등의 불편한 증상이 생기면 뭔가 잘못되었음을 느끼면서 걱정하기 시작합니다. 평소 건강에 대한 관심이 없는 데다, 전문가라는 의사들을 찾아가봐도 우리 몸에서 왜 이런 반응이 생기는지에 대한 이야기를 들을 수 없었기 때문에 증상이 생기면 두려워하기부터 합니다. 왜 생기는지를 알면 두려워하기보다 바꾸어보려는 노력을 하겠는데 도통 어느 누구도 가르쳐주지 않습니다. 거기에 더해 병원에 갔을 때 약을 먹지 않으면 또는 당장 수술하지 않으면 큰일 날 수 있다고 하니 두려운 마음에 앞뒤 재볼 것 없이

하라는 대로 따라 하게 됩니다.

그런데 잘 생각해보면 외상으로 다친 것이 아닌 이상 이런 불편한 증상은 누가 만든 것입니까? 옆 사람이 전염시킨 병입니까? 아닙니다. 현대에 만연한 만성 질환들은 모두 자신이 만든 병입니다. 그렇다면 누가 치료해야 합니까? 의사일까요? 약물일까요? 수술일까요? 건강 보조 식품과 천연 특효 물질일까요? 이 모든 것들은 필요 없습니다. 만약 이런 것들이 우리 몸을 건강하게 만들어줄 수 있다면 얼마나 좋을까요? 좋은 식품이나 보조제를 사먹을 돈만 있으면 아무 걱정이 없겠지요. 하지만 그런 일은 현실에서는 일어날 수 없습니다. 질병의 원인은 자신에게 있기 때문입니다. 그래서 우리 몸에서 일어나는 증상은 괴로운 것입니다.

괴롭지 않다면 누구도 잘못된 것을 바꾸려 하지 않기 때문입니다. 오히려 괴로운 증상이 없는 사람들은 시간이 지나면서 돌이키기 힘든 상태까지 가는 경우도 있습니다. 가벼운 증상에서 견디기 힘든 증상까지 우리 몸이 스스로 만들어내는 이유는 나에게 신호를 보내는 것이고, 이런 신호가 생겼다면 무엇이 잘못되었는지 생각해보고 고민해야 합니다. 그러면 의외로 쉽게 답을 찾을 수 있습니다.

하지만 우리가 올바른 생각을 하는 데 방해하는 것들이 있습니다. 그것은 지금까지 널리 알려진 상식이라 불리는 것들입니다. 매일 매스미디어를 통해 또는 주류 의학을 다루는 병 · 의원에서 알려주는 건강 상식들입니다. 만약 이런 정보가 올바른 것이었다면 우리 사회는 지금보다 훨씬 건강했어야 합니다. 그러나 시간이 흐를수록 환자는 많아지고 병원은 대형화되어가고 건강보험공단에서 지불되는 의료비는 기하급수적으로 늘어만 가고 있습니다. 이런 사실들로 비추어볼 때 지금 우리가 알고 있는 건강 상식들이 잘못된 것일지도 모른다고 의심해보아야 합니다.

살아가면서 자기 몸에 나쁜 것을 넣어줄 사람은 아무도 없습니다. 이왕이면 건강하게 해줄 음식을 먹고 싶어 하고, 형편이 되면 유기농에 무농약의 식자재를 좀 더 비싸지만 사먹고 싶어 합니다. 그런데 문제는 그렇게 기대를 갖고 먹은 음식이 오히려 건강을 해친다는 사실입니다. 저희 병원을 찾아오는 환자분들과 면담할 때 많이 느끼는데, 환자 본인은 건강에 대한 관심이 많아서 좋다고 하는 것들을 따라 하고 나쁘다는 음식은 멀리하며 살아왔는데도 병이 들었다고 한탄하는 것입니다. 이런 경우를 자주 보게 되는 이유는 잘못된 상식이 만연하면서 생긴 일입니다. 이제부터라도 잘못된 생각을 바꾸고 생활 습관을 바꾸는 일이 필요합니다. 그러기 위해서는 제일 먼저 어떤 경우에도 우리 몸은 살기 위해 변화한다는 사실을 믿는 것입니다.

그리고 건강과 질병의 관계를 이해하는 것이 필요합니다. 밤새 기침을 하고 열이 나면서 몸살을 겪을 때 누구도 즐거워하지 않을 것입니다. 하지만 이런 불편한 증상이야말로 우리 몸을 정상으로 되돌리려 할 때 생기는 반응입니다. 그런데도 몸에 불편한 증상이 조금만 생기면 빨리 증상을 없애고 일상적인 생활을 해나가려고 약을 먹고 주사를 맞습니다. 우리 몸은 살기 위해 증상을 일으켰는데 정작 우리 몸의 신호를 이해하지 못하고 거꾸로 약을 넣어 반응을 없애려 하니 시간이 지나면서 더 큰 증상이 일어날 수밖에 없는 것이지요.

여러분의 몸에서 일어나는 신호에 좀 더 귀를 기울여보십시오. 그러면 어떻게 사는 것이 건강한 삶인지 여러분의 몸이 알려줄 것입니다. 본인의 일상에서 잘못된 습관을 벗어나기 위해 우리 몸이 일으킨 증상일 뿐이므로 무엇을 잘못하고 있었는지를 꼼꼼히 살펴보고 올바른 습관으로 바꾼다면 우리 몸은 정상으로 돌아오고 건강해질 수 있습니다. 우리 몸은 죽기 위해 변하는 것이 아니라 살기 위해 변하는 것입니다.

수명이 늘어난다?

우리의 기대수명은 몇 살일까요? 우리나라 사람들의 기대수명은 80세를 넘는 듯합니다. 최근 40년 동안 남녀 모두 20년 정도 평균수명이 연장되었으니 우리의 기대수명도 계속 높아지는 것은 어찌 보면 당연한 일입니다. 하지만 영아 사망률과 저출산 등의 요인과 연관시켜 생각해보면 이 수치는 현대 과학과 의료 기술의 발전이 이룩한 결과로, 순수한 의미의 수명 연장으로 받아들일 수 없습니다. 또 노년에 건강하게 지내기보다는 앓아눕는 기간이 늘어나 삶의 질이 떨어진 채 연명하는 시간이 길어지는 것을 생각해보면 수명 연장에 대한 총체적인 이해가 필요해 보입니다.

그리고 지속적인 수명 연장의 기대에 드리워지는 불길한 기운은 여러 곳에서 나타납니다. 10여 년 전만 해도 우리는 성인병이라는 말을 많이 했습니다. 그런데 최근에는 성인병이라는 표현을 잘 쓰지 않습니다. 왜 그럴까요? 나이 든 사람에게만 생기는 줄 알았던 고혈압, 당뇨병 같은 병들이 10대, 20대의 젊은 사람들 사이에서도 눈에 띄게 나타나는 것을 보기 때문입니다. 우리나라 역사에서 30년 전만 해도 상상하지 못했던 일들이 지금 나타나고 있습니다. 10대의 아이들이 스스로 인슐린 주사를 놓는 소아 당뇨병 환자들이 늘어가고 있고, 열서넛의 나이에 류머티즘 관절염, 강직성 척추염 등의 진단을 받습니다. 최근 진료실을 찾은 한 여중생이 류머티즘 관절염으로 비가 오려 하면 관절이 쑤시고 아프다는 이야기를 할 때는 참으로 난감하기 그지없었습니다.

그리고 최근 보도된 기사에 따르면, 초등학생과 중학생들에게서 지방간이 진행되는 경우가 25년간 4~10배 가까이 늘면서 비알코올성 지방간으로 인한 2차 질병에 노출되어 있다고 합니다. 이런 변화의 원인은 무엇일까요? 대부분 이런 만성병들을 진단한 병원에서 원인을 물어보면 유전적 요인이고 체질이라는 말을 많이 듣게 됩니다. 정말 그럴까요? 만약 유전적 요인이라면 언제부터 이런 유전병이 시작되었나요? 할아버지? 고조할아버지? 아니면 그보다 더 오래전에 살았던 조상으로부터 병이 시작되었나요? 원인을 몰라 가져다 붙인 핑계일 뿐이지만 그럴 만한 이유는 있습니다.

어머니가 당뇨병이면 그 자손들은 대부분 당뇨가 됩니다. 특히 딸들은 거의 당뇨병 환자가 됩니다. 또 어머니가 비만이면 그 자손들도 비만이 되는 경우가 많습니다. 이런 현상을 가지고 유전이라고 이야기하지만 진짜 이유는 달리 있습니다. 그것은 바로 어머니의 입맛 때문입니다. 음식을 장만하는 어머니가 맛있게 만들어 가족과 함께하는 밥상이 유전적인 요소보다 더 강력하고 무서운 결정적인 요인이 되는 것입니다. 대부분의 가정에서 어머니는 찬장과 냉장고를 채워 넣는 일을 하고 음식을 만듭니다. 그런데 이 음식은 어머니가 좋아하는 것이 대부분이고 온 가족이 함께 먹게 됩니다. 특히 어린 자녀들은 이때 입맛이 길들여집니다. 그러다 보니 어머니에게 병이 생기면 자식들도 같은 병이 생기는 이유가 되는 것입니다. 이런 현상을 주변에서 쉽게 볼 수 있다 보니 병의 원인을 가족력이고, 유전이고, 체질이라고 이야기하는 것입니다.

그러나 어머니에게 병이 있어도 그 자손이 생각을 바꾸고 올바른 식사를 하려고 노력하면 병이 사라지는 것을 볼 수 있습니다. 만약 정말 유전적인 요인에 의해 생긴 질병이라면 어떤 방법을 써도 치유되지 않아야 합니다. 하지만 생활 습관을 바꾸었을 때 언제 그랬냐는 듯 깨끗하게 질병이 사라지는 것을 보면 유전은 절대 아닙니다. 질병의 원인은 바로 오랜 세월 함께했던 잘못된 식사에 있는 것입니다. 젊은 사람들 특히 어린아이들에게까지 생활 습관병에 속하는 질병이 발생하는 것은 잘못된 식생활에 빨리 노출되어 있고, 태어나면서부터 불량한 식사를 해왔기 때문입니다. 어린 나이 때부터 이런 질병에 노출된다면 그 결과는 어떻겠습니까?

미래를 예측하는 기사를 보면 한국인들의 평균수명은 계속 늘어날 것으로 이야기하는데, 오히려 저는 줄어들 것으로 생각합니다.

왜냐하면 지금 세대의 먹거리가 과거와 많이 달라져 있기 때문입니다. 현재 나이가 60대 이상인 분들은 어릴 적부터 자연식과 계절식을 기본으로 식생활을 해왔습니다. 그분들의 경우 젊은 시절 먹을 것이 풍족하지 않아서 어려움이 있었지만 지금처럼 화학적 성분으로 합성되고 제조된 음식을 먹어 몸을 혹사시키는 경우는 많지 않았습니다. 몸의 기본 체력을 만드는 어린 시절과 청년 시절에 오염되지 않은 식생활과 어떤 식으로든 몸의 움직임이 많았던 세대와 지금의 세대는 많은 차이를 보입니다. 때문에 어렸을 때 충분한 면역력과 함께 체력을 만들 수 있었고 그래서 80세 넘게 살 수 있는 것입니다. 하지만 식탁이 화학적 과정을 거친 가공 음식으로 차려지고 그 때문에 나타나는 문제들을 약으로 해결하려고 하는 지금의 상황이 계속된다면 우리의 후세들은 절대로 70~80세를 살 수 없습니다. 20~30대에 뇌졸중으로 심근경색으로 암으로 쓰러질 것이 뻔하기 때문이죠.

이제부터라도 사태의 심각성을 인식하고 생활 습관을 바꿔나가야 합니다. 인간의 편의를 위해 개발된 가공 식품들이 인류의 미래를 위협하고 있는 것입니다.

골고루 먹어야 한다?

그러면 도대체 어떤 식사가 아이들을 병들게 하고, 수명을 단축시킨다는 것일까요? 그 첫 번째는 과도한 동물성 식사입니다. 고기나 생선, 우유를 먹는 이유는 힘을 내고 성장하기 위해서라고 이야기합니다. 실제로 이런 식품을 예전보다 많이 먹으면서 한국인의 평균신장이 커졌다고도 합니다. 어느 정도 맞는 말일지도 모릅니다. 영양섭취가 부족했던 시절에는 명절, 제사 때나 복날에 동물성 식사를 통해 영양부족을 보충했을 수도 있었을 것입니다. 매일 매 끼니 밥을 챙겨 먹기도 어려운 시절이었을 테니까요. 그러나 지금은 매 끼니 밥을 먹는 것이 별로 어렵지 않은 시절임에도 불구하고 힘을 내야 한다는 명목하에 매일 매 끼니 동물성 식사를 하고 있습니다.

특히 어린아이들의 경우에 더 심합니다. 밥상에 고기 한 점, 생선구이 한 토막, 가공 햄 등이 올라오지 않으면 반찬 투정하기 일쑤입니다. 이는 음식을 만드는 어머니가 자식을 건강하고 크게 키우기 위해서는 동물성 음식을 먹여야 한다고 믿는 데서 기인하는 것으로 생각됩니다. 실제로 아이들이 젖을 떼고 음식물을 섭취하기 시작하는 첫 관문인 이유식을 만드는 요리책을 보면 어떤 형태로든 동물성 식품을 이용한 이유식이 대부분입니다. 일부 의사들도 아이들의 발육을 위해 필수적인 것으로 강조하기 때문에 아이를 키운 경험이 없는 초보 어머니들은 열심히 고기 국물을 내서 이유식을 만들고, 닭 가슴살을 잘게 찢고, 아이들의 오물거리는 입에 틈틈이 치즈 조각을 넣어주기도 합니다.

그러다 보니 성장이 빨라지는 아이들은 늘어나고 있습니다. 문제는 아이들의 키는 커지고 있지만 몸은 건강하지 못하다는 것입니다. 열세 살의 나이에 키가 174센티미터 되는 여학생이 류머티즘 관절염 판정을 받고 약을 먹다가 진료실에 찾아오는 경우나, 열한 살 때 생리를 시작하는 여학생들이 많아지는 현상은 지나친 동물성 식사에 기인하고 있습니다. 빨리 크는 만큼 빨리 노화되고 있다는 증거입니다. 류머티즘 관절염을 앓고 있는 여학생은 여태껏 하루에 1리터의 우유를 물처럼 마셨다고 합니다. 그토록 좋아하는 우유를 마시지 말아야 한다고 했을 때 무척 실망하며 "그게 제일 힘들 것 같다"고 말하는 모습을 보고 '돌이 지나면서 젖을 떼는 이유기를 이 학생은 청소년기에 맞고 있구나' 하는 생각을 했습니다.

과도한 동물성 식사는 왜 문제가 될까요? 동물성 식사는 우리 몸의 대사 과정에서 많은 노폐물을 만들어냅니다. 이렇게 만들어진 노폐물이 몸 밖으로 빠져나가지 못하면 억지로라도 배출시키기 위해 우리 몸은 노력하는데 이때 여러 증상이 나타납니다. 피부가 가렵고 빨갛게 부어오르면서 진물이 나고 설사를 하는 등의 염증 반응을 보이다가 심해지면 궤양으로 진행됩니다. 그리고 건강한 세포를 만들고 유지하는 데 방해가 되기도 합니다.

현재 전 국민의 10퍼센트 이상인 약 500만 명이 당뇨병으로 추정된다는 기사가 발표되었습니다. 거의 전염병 수준으로 번져가고 있는 당뇨병 또한 여러 이유들 중 하나로 동물성 음식을 섭취하면서 노폐물이 많이 생겨 세포의 인슐린 저항성이 높아 생기는 것으로 보고 있습니다. 이처럼 건강하기 위해 자주 섭취했던 동물성 식사가 오히려 증상을 만들고, 질병을 만들어 평생 약을 먹어야 하는 환자가 되게 하는 것입니다.

우리 민족이 언제부터 이렇게 자주 동물성 식사를 해왔겠습니까? 불과 20~30년밖에 되지 않았을 것입니다. 명절 혹은 생일날에나 귀하게 구한 고기 한 덩어리에 물을 붓고 채소를 넣어 많은 가족이 고깃국으로 맛을 보고, 특별한 날 아침부터 푸드덕거리는 닭을 잡아 물을 끓이고 털을 뽑는 한나절의 소란 끝에야 얻을 수 있는 것이 닭고기였습니다. 이렇게 어쩌다 한 번씩, 양도 풍족하지 않게 먹었던 육식을 요즘에는 거의 매일 먹고 있습니다. 고기, 생선, 우유, 달걀, 멸치, 젓갈 등과 그 가공품까지 생각하면 하루도 동물성 음식을 안 먹는 날 없이 살아가는 듯싶습니다. 그러면서도 오늘은 회식이라 고기

먹고, 오늘은 복날이라 삼계탕에 보신탕으로, 오늘은 왠지 피곤하고 기운이 달려 이름난 고깃집 찾아가면서 우리 몸은 만신창이가 되어 버리는 것입니다.

두 번째는 과도한 당분 섭취입니다. 매일 먹는 식사에서 충분한 힘을 얻어야 되는데 현대인들은 제대로 소화시키지 못하는 경우가 많습니다. 제대로 소화를 시키지 못하면 좋은 식사를 했어도 힘이 나지 않는데 이럴 때 빨리 힘을 내게 해주는 음식을 찾게 됩니다. 그것이 바로 빵 같은 밀가루 가공 음식이나 설탕이 들어간 믹스 커피, 음료수 등의 부드럽고 달콤한 것들입니다. 게다가 식사를 마친 뒤에도 후식으로 과일 등을 과도하게 먹습니다. 이런 음식에는 당분이 많은데 대표적으로 설탕이 많이 들어 있습니다. 먹고 나면 기분이 좋아지고 잠시 피곤함을 잊게 하면서 힘을 내게 하지만 당분 섭취의 위험은 바로 저혈당증에 있습니다.

빠르게 상승한 혈당은 인슐린 분비를 촉진시켜 지나친 인슐린 분비를 유도하고 분비된 인슐린은 혈당을 빨리 떨어뜨리는데 이때 우리 몸의 뇌 기능에 무리를 줍니다. 그래서 식사한 지 두어 시간 정도 지났는데도 벌써 배가 고파오면서 손을 떨기도 하고 초조해지고 심한 경우 머리가 텅 빈 듯한 느낌이 들면서 아무것에도 집중하지 못하는 상태가 됩니다. 심지어 식은땀을 흘리고 쓰러지기도 합니다. 또한 성격도 신경질적이고 폭력적으로 변합니다. 최근 늘어가는 진단명 중에 공황장애라는 병이 있는데, 이 공황장애도 바로 저혈당증과 밀접한 연관이 있습니다.

게다가 과도한 당분 섭취는 소화 흡수를 담당하는 장 세포에 손상을 줍니다. 이는 주로 과일에 많이 들어 있는 과당 때문에 일어나는 것으로 알려져 있는데 장 누수 증후군(腸漏水症候群)과 같은 현상을 만듭니다. 그 결과, 노폐물들이 체내로 들어와 온갖 질병을 만들기도 합니다.

진료실을 찾는 환자들에게서 공통적으로 나타나는 과도한 동물성 식사와 과도한 당분 섭취, 두 가지 식습관만 바꿔줘도 불치병이고 난치병이었던 만성 염증성 질환이 완치되고 건강을 되찾게 되는 것입니다. 음식을 앞에 두고 반찬 투정을 하는 아이들에게 골고루 먹어야 한다고 이야기하던 때는 먹거리가 자연에 가깝고 계절에 맞는 재료가 전부였던 과거에나 가능한 이야기입니다. 이제는 골고루 먹어야 할 때가 아니라, 깐깐하게 따져가며 가공되는 과정에서 어떤 해로운 것이 들어가는지 살펴야 할 때인 현재와는 거리가 먼 이야기입니다.

빨리 힘을 내려면 달콤한 것을 먹어야 한다?

앞 장에서 잠시 언급했던 과도한 당분 섭취의 주원인은 설탕일 것입니다. 설탕의 역사를 살펴보면 200여 년 전 유럽인들이 사탕수수를 정제하여 설탕을 만들어내는 기술을 가지게 되면서 시작된 것을 알 수 있습니다. 이후 설탕이 널리 보편화되면서 수요가 급증했습니다. 유럽인들은 사탕수수 재배를 더 많이 하길 원했지만, 사탕수수가 자라는 지역이 적도 지방이다 보니 자신들이 직접 농사를 짓기 어려웠습니다. 그래서 식민지를 만들고 원주민들을 노예로 부리며 농장에서 일을 시켜 보다 싼 값에 설탕을 만든 뒤 유럽 본토에 팔아 막대한 부를 축적하게 되었습니다. 때문에 설탕의 역사는 노예 제도와 함께하는 피의 역사인 셈이죠.

시간이 흐르면서 유럽인들은 노예를 해방시키고 식민지를 반환하게 되었는데 마지막까지 노예 제도를 통해 돈을 벌어들인 나라는 미국입니다. 미국은 현대 의학이 가장 발달하고, 또 이끌고 있는 나라이기도 합니다. 그런가 하면 연간 의료비 수준이 상상을 초월할 정도로 엄청난 나라이기도 합니다. 그런데 아이러니한 점은 미국인들의 평균수명이 그렇게 높지 않다는 것입니다. 전체적인 건강수명도 높지 않아서 정치가들과 지도층 인사들을 골치 아프게 만드는데 여기에 한몫하고 있는 것이 바로 설탕입니다. 미국은 의료비 지출도 세계 최고 수준이지만 설탕 소비량 또한 세계 최고인 것을 유추해보아도 설탕이 얼마나 건강과 밀접한지 알 수 있습니다.

해방 후 미국의 의료를 배우기 위해 우리나라의 많은 의사들이 미국으로 건너가 현지에서 활동 했습니다. 그런 기류에 따라 현재 우리나라 의학은 미국식 의학이 주도하게 되었는데요, 역설적으로 좀 전에 말씀드렸던 미국인들의 평균수명이 OECD 국가 중에서도 하위권에 있다는 점과 함께 미국에 가서 현대 의학을 배우려 했던 우리나라를 비롯하여 아시아권 나라들이 더 장수하고 있다는 사실입니다. 미국 내의 통계를 보아도 수많은 인종 중에서 아시아계 인종들이 더 장수한다는 통계도 있습니다. 왜 이런 현상이 일어날까요? 아시아계 인종들의 유전자가 장수 유전자이기 때문일까요? 저는 그렇지 않다고 생각합니다. 유전적인 요소보다는 식생활 습관에 원인이 있다고 생각합니다. 아시아인들이 주로 먹어왔던 곡식과 채소 위주의 식단이 우리 인간에게 훨씬 맞는 것이었기 때문에 같은 환경에 처해 있어도 다른 건강 상태를 보여준 것이 아닐까요? 즉 곡식과 채소 위주의 식단이 건강한 것임을 증명한 것입니다.

과도한 설탕 섭취를 막기 위해 필요한 것이 좋은 소금입니다. 하지만 자꾸 싱겁게 먹어야 한다는 주장 때문에 문제가 풀리지 않고 있습니다. 소금 없이는 아무리 좋은 음식을 먹어도 소화를 시키지 못해 에너지를 만드는 데 문제가 있습니다. 좋은 음식을 먹어도 힘이 생기지 않다 보니 당분 섭취에 탐닉하게 됩니다. 우리 몸에서 충분한 에너지가 생긴다면 설탕을 멀리하게 됩니다. 바로 이것이 입맛이고 습관입니다. 온 국민이 싱겁게 먹어야 한다고 외치면서 모든 요리에 설탕이나 감미료를 넣고, 새콤달콤한 음식을 맛있다고 먹어댄다면 앞으로 많은 사람들이 질병에 노출될 것은 불을 보듯 뻔합니다.

진료실을 찾는 분들에게 처음 상담을 할 때 어떻게 식사해야 하는지 설명하면서 설탕의 위험에 대해 몇 번이고 강조합니다. 그리고 당장 집에 가서 찬장과 냉장고에 있는 식자재부터 정리하라고 요구하는데 이때 설탕은 어떤 형태라 하더라도 다 버려야 한다고 꼭 이야기합니다. 그렇게 이야기하면 어떤 어머니들은 우린 설탕을 잘 안 쓴다고 대답하시는데, 집 안에 매실 원액이 있냐고 물으면 대부분 해마다 직접 만들어 쓴다고 대답합니다. 요즈음 봄이 되면 나타나는 진풍경 중 하나가 마트마다 설탕을 쌓아놓고 판매하는 모습입니다. 김장철에 김장을 담그는 것이 우리나라의 절기 행사이듯 매실이 나오는 때가 되면 집집마다 매실을 설탕에 절이는 것이 꼭 해야 할 일이 되고 있습니다. 매실뿐 아니라 효소라는 미명하에 산야초와 복분자, 오미자 등 다양한 재료로 설탕절임을 하고 있습니다. 그 매실 원액은 무엇으로 만드나요? 매실과 설탕을 1 : 1의 비율로 만들어 사용하는 것 아닙니까? 매실 원액도 예전에는 설탕이 없었기 때문에 소금에 절여 사용했습니다. 일본의 전통 음식인 우메보시 또한 매실을 소금에 절였다가 꺼내어 말린 다음 차조기 잎으로 물을 들여 만든 것입니다. 우리가 언제부터 설탕으로 매실을 담가 만들어 먹었나요? 옛날에 비상 상비약으로 매실을 사용했다면 그 방법은 매실을 말려서 약재로 쓰거나 달여서 사용했던 것뿐 다른 방법은 없었습니다.

이제부터라도 설탕은 모두 버려야 합니다. 아까워하지 마십시오. 설탕이 들어간 음식이 집 안에 있으면 그 음식을 만들기 위해 들어간 비용의 몇 배 이상으로 치료비가 들 뿐 아니라 건강하지 못한 몸 때문에 여러 가지 기회비용이 생깁니다.

과일은
많이 먹어야 한다?

의과대학 시절 예방의학 시간에 배운 내용 가운데 아직까지 기억하는 이야기가 있습니다. 영국에서 있었던 일인데, 한 지역에서 풍토병 같은 병이 유행하여 역학조사를 해보니 그 지역 사람들이 신선한 채소와 과일을 먹지 못해 생긴 것이었습니다. 그래서 신선한 채소와 과일을 공급했더니 질병이 사라졌다고 합니다. 신선한 채소와 과일이 주는 영양소가 부족하면 병이 생길 수 있고, 건강할 수 없으며, 올바른 식사가 얼마나 중요한지를 다시 한 번 일깨워준 내용입니다. 이런 이유로 건강 전문가들은 신선한 채소와 과일을 꼭 먹어야 하고, 또 많이 먹어야 한다고 강조합니다. 그런데 지금도 이런 음식을 그렇게 매일 매 끼니마다 꼭 먹어야만 할까요?

40~50년 전에는 지금처럼 신선도를 유지하면서 채소와 과일을

유통시키기가 어려웠을 것입니다. 때문에 이런 음식 섭취가 절대적으로 부족한 사람들에게 질병이 생길 수 있었을 것이라고 생각됩니다. 또 신선한 채소와 과일은 주로 더운 계절에 생산되므로 날이 추울 때나 추운 지방 사람들은 먹기가 힘들었을 것입니다. 그래서 이런 음식의 생산과 유통이 어려웠던 사람들에게서 특정 질병이 발견되었을 것이라고 생각됩니다. 하지만 지금은 어떻습니까? 날씨가 덥건 춥건 시장에 가면 항상 채소와 과일을 볼 수 있습니다. 국내에서 생산되는 것들로도 부족해 먼 나라에서 수입해 들어오는 과일이 넘쳐나고 있습니다.

현대인들은 신선한 채소와 과일이 우리 몸에 꼭 필요하고, 많이 먹어야 건강해진다는 생각에 자주, 또 많이 먹으려고 합니다. 그것도 씹어서 먹는게 아니라 아침마다 갈아서 또는 즙을 내어 먹습니다. 많이 먹어야 한다고 생각하니까요. 그러나 이렇게 먹는 과일은 되레 우리 몸에 해가 될 수 있습니다. 우리가 필요로 하는 에너지를 곡식으로부터 섭취하는 것은 몸에 무리가 없습니다만, 과일은 부드럽고 달콤하여 빨리 체내에 흡수되어 그만큼 빨리 혈당을 높였다가 빨리 떨어뜨리는 단점이 있습니다. 이런 특징 때문에 현대인들이 과일에 탐닉하기도 합니다.

스트레스를 많이 받으면 오랫동안 앉아서 천천히 식사를 하기보다는 빨리 먹고 빨리 힘을 내주는 음식을 택합니다. 그 과정에서 우리는 빨리 힘을 내게 해주는 음식이 몸에 좋은 것이라고 믿습니다. 특히 과일이 그렇습니다. 그러나 과일에는 과당이라는 당분이 존재하는데 이것이 장에 무리를 주는 경우가 많습니다. 장(腸) 누수 증후군의 원인이 되는 것입니다. 실례로 대장의 염증성 질환인 궤양성 대장염 환자들은 과일을 먹으면 바로 혈변이 나오고 설사를 하는 경우가 많습니다. 정상적인 장을 가진 사람들도 과일을 많이 먹으면 변이 풀리고 묽어집니다. 다시 말해, 이런 질병이 있는 환자들에게서는 과일이나 달콤한 음식을 많이 먹어왔던 습관을 자주 볼 수 있습니다.

그래서 저희 병원을 찾는 분들에게 과일을 줄이거나, 당분간은 완전히 끊어볼 것을 권하는데 대부분의 환자들이 무척 괴로워합니다. 왜 그럴까요? 바로 지금까지는 부드럽고 먹기 좋은 과일을 통해 에너지를 공급받다가 이런 공급 라인을 차단하고 새로운 에너지 대사 라인을 구축해야 하는데 이 사이에 약간의 공백기가 생기면서 무기력감과 집중력 장애, 어지럼증과 짜증을 내는 저혈당증과 같은 상태가 되기 때문입니다. 단지 과일만 끊었을 뿐인데도 말입니다. 이 시간이 환자 본인에게는 힘들겠지만 그동안 무엇을 잘못해왔는지 확실히 알 수 있는 유익한 시간이기도 합니다. 과일은 좋은 음식이기 때문에 마음껏 많이 먹어도 좋다는 생각을 바꿀 수 있는 시간인 것입니다.

특히 건강을 생각해서 채식을 해왔던 사람들에게서도 뇌졸중이나 암이 발생하는 것을 볼 수 있는데 본인은 무엇을 잘못해왔는지 이해하지 못해 힘들어합니다. 대표적으로 애플의 창업자 스티브 잡스도 채식을 했지만 췌장암으로 힘들어했고, 결국 비교적 젊은 나이에 사망했습니다. 게다가 잡스를 기리는 영화를 만들 때 잡스 역할을 맡은 배우가 잡스처럼 견과류와 과일 위주로 식사를 했다가 췌장에 무리가 와서 병원 신세를 졌다고 합니다. 인간에게 과일은 결코 주식이 될 수 없습니다.

싱겁게 먹어야 한다?

건강식 하면 누구나 저염식(低鹽食)을 이야기합니다. 싱겁게 먹어야 건강해진다는 절대적 믿음을 갖고 있는 것입니다. 언제부터 이런 믿음을 갖게 되었을까요?

역사적으로 살펴보면 쥐를 가지고 한 실험에서 염화나트륨을 많이 먹은 쥐에게 병이 생겼다는 이야기도 있고, 짜게 먹는 사람과 싱겁게 먹는 사람들을 비교해보니 짜게 먹는 사람들에게서 대사 증후군이 더 많이 생겼다는 논문도 나와 있습니다. 그런데 이런 실험에 사용된 소금은 자연계에 존재하는 소금이 아니라 인간이 만들어낸 화학물질인 염화나트륨이라는 것을 알 수 있습니다.

인류의 역사에서 언제부터 소금이 염화나트륨이 되었을까요? 좀 더 자세한 내용은 뒤에서 다시 언급하겠지만 인간의 역사에는 항상 소금이 함께했습니다. 왜냐하면 소금은 생명 활동에 없어서는 안 될 기본 물질이면서, 소금 없이는 맛있는 음식을 만들 수 없었습니다. 간이 된 음식이 맛있다고 느끼는 것은 동서고금을 통해 누구나 똑같습니다. 또 로마 제국 시절에 군인들이 받은 급여는 소금이었다고 합니다. 누구에게나 필요하지만 풍족하게 생산되지 못한 까닭에 귀하게 취급되었고 그래서 국가가 전매 제도로 관리하던 소금을 군인들에게 나누어주면 군인들은 다른 재화와 교환해 생활할 수 있었습니다. 즉 어떤 물건과도 바꿀 정도로 효용성이 있었다고 볼 수 있습니다. 그런 연유에서 급여라는 뜻의 salary는 소금인 salt가 어원이라고 합니다.

이런 역사를 보더라도 인간은 삶을 영위하기 위해 항상 소금을 곁에 두고 살아왔는데 왜 현대에서는 소금을 질병의 원인으로 이야기할까요? 그 이유는 정제염인 염화나트륨에 있다고 생각합니다. 생산하기 어려운 자연염(自然鹽)에 비해 깨끗하고 경제적으로 만들 수 있었던 정제염이 20세기에 나타나면서 소금은 염화나트륨으로 통하게 되었고 이런 화학물인 정제염을 먹다 보니 문제가 생겼던 것입니다. 그래서 소금을 적게 먹어야 한다고 주장하게 된 것입니다.

그런데 2011년 11월 《미국 고혈압 저널》에는 음식을 싱겁게 먹었을 때 몸에 나쁜 콜레스테롤과 중성지방의 수치를 높일 수 있다는 연구 결과가 발표되었습니다. 이 연구를 보면 일부러 소금 섭취를 줄이는 것이 혈압을 조금 떨어질 수 있지만 그 외 건강에는 별 도움이 되지 않는다고 이야기합니다. 도리어 나쁜 콜레스테롤과 중성지방의 수치가 높아지고 동맥경화가 촉진되어 심혈관 질환의 위험을 높일 수 있다고 합니다. 이 연구 결과로는 싱겁게 먹는 것과 콜레스테롤이나 중성지방이 높아지는 것의 명확한 기전을 밝혀내지 못했다고 나옵니다만, 바로 이런 연관은 우리 몸의 소화와 에너지 대사 시스템에 이유가 있다고 생각합니다.

소금 없는 음식을 먹으면 어떤 증상이 생길까요? 좋은 음식이라고 여기는 생채소와 덜 조리한 음식을 먹을 때 또는 병원에서 제공하는 밥을 먹을 때 맛있게 느껴지지 않고, 먹다 보면 메슥거리고 느끼하게 느껴지면서 토하고 싶어지는데 그 이유는 바로 소금이 없으면 우리 몸에서 소화하기 어려워지기 때문입니다. 아무리 좋은 식자재를 가지고 음식을 만들어도 간을 맞추지 못하면 맛을 못 느끼게 되고, 실제로 소화도 되지 않아 힘을 내기가 어렵습니다. 그러다 보니 빨리 힘을 내는 음식에 탐닉하게 되고 이런 음식은 혈당의 상승과 함께 우리 몸에 나쁜 콜레스테롤과 중성지방을 높이는 결과를 만듭니다. 때문에 채식을 하는데도 콜레스테롤과 중성지방의 수치가 떨어지지 않는다면 너무 싱겁게 먹고 있지 않은지 한번 돌아보아야 합니다.

소금을 충분히 먹어야 한다는 이야기를 하면 대부분 하루에 얼마나 먹어야 하는지 묻습니다. 그러면 저는 병이 생겼을 때에는 균형이 깨진 것이므로 처음에는 소금 먹는 연습을 하기 위해서라도 아침부터 잠들기 전까지 하루 종일 입에 물고 있으라고 합니다. 그렇게 소금을 먹어도 하루에 섭취하는 양은 한계가 있습니다. 진료실에 찾아온 환자들에게 처음 소금을 입에 넣게 하면 어떤 사람들은 맛있다고 하지만 대부분의 환자들이 짜다면서 뱉어내기 일쑤입니다. 하지만 그랬던 사람들도 하루 이틀 지나면서 소금이 이렇게 맛있는 줄 몰랐다고 말합니다. 바로 그것입니다. 제가 원하는 것은 소금의 맛을 느낄 만큼 입맛이 바뀌었다면 그다음부터는 단것이 싫어진다는 것을 의미합니다. 그래야만 밖에서 사먹는 음식이 얼마나 단 음식이었는지를 느끼게 됩니다. 예전에 맛있게 먹었던 식당 밥이 너무 달다는 것을 느껴야만 식습관이 바뀌고, 그럴 때 몸은 변합니다. 결국 질병의 치유는 맛있게 느껴졌던 맛의 기호가 바뀌는 과정입니다.

결론적으로 싱겁게 먹으면 나도 모르는 사이에 달게 먹게 되고 그럼으로써 많은 질병에 노출될 수 있습니다. 실제로 현대에 널리 퍼져 있는 고혈압을 비롯하여 당뇨병과 고지혈증으로 인한 뇌졸중과 심근경색증은 모두 소금 부족에서 온 것이라 할 수 있습니다. 충분한 소금 섭취를 통해 올바른 입맛을 길들였다면 일어나지 않을 질병들이라 할 수 있습니다.

생식이 건강식이다?

신문이나 방송에서 건강식으로 생식(生食)을 권하는 내용을 많이 볼 수 있습니다. 생식 가루도 있고 생식환 형태로도 나오고, 이런 제품이 아니어도 채소와 과일을 생으로 먹는 것이 건강의 비결이라고 소개됩니다. 그런데 정말 이런 음식이 필수적이고, 생식을 먹어야만 건강해질 수 있을까요?

앞에서도 잠깐 언급했지만 생채소나 생과일은 사시사철 먹을 수 있는 음식이 아니었습니다. 사계절이 뚜렷한 우리나라의 기후에서 생식을 할 수 있는 계절은 따로 있습니다. 파릇파릇한 봄나물이 나올 때나 더운 여름, 가을에 수확하는 채소나 과일을 생으로 먹을 수 있었을 것입니다. 이런 계절에 나오는 채소와 과일은 그 시기 우리 몸에 필요한 영양을 제공하기도 하지만 주로 수분으로 되어 있어 수분 섭취도 충분히 해줄 수 있고, 그만큼 더운 날씨에는 몸을 차게 식혀 주는 효과도 있었을 것입니다.

그런데 이런 생식을 더운 날뿐 아니라 추운 겨울에도 먹으면 어떻게 될까요? 실제로 과거엔 추운 날에는 생식을 절대 할 수 없었을 것입니다. 생채소와 생과일 상태로는 보관이 불가능했을 테니까요. 지금은 냉장고 덕분에 가능해졌을 뿐이니 이런 생식의 형태로 사시사철 먹게 된 것은 몇십 년 되지 않았을 것입니다. 그러면 우리 조상들은 생식을 하지 못해서 힘들어했을까요? 우리의 전통 음식 문화를 보면 생으로 만들어 먹는 것은 별로 없습니다. 채소를 먹더라도 염장을 해서 오래 보관할 수 있게 만들거나, 된장국에 넣고 수프 형태로 끓여 먹거나, 한 번 데쳐서 소금이나 된장에 버무려 나물로 만들어 먹어왔던 것입니다.

그것은 사계절이 뚜렷한 우리나라에서 생존과 밀접한 방법으로 음식을 조리해야 했던 점과 아주 밀접한 관련이 있습니다. 우리나라의 경우 아주 더운 계절은 짧습니다. 사실은 더위보다 추위를 견뎌내야 하는 것이 더 절박했을 수 있습니다. 그래서 더운 여름에는 생채소로 쌈을 싸서 먹거나 오이, 풋고추 같은 것을 생으로 먹었겠지만 가을이 되면 여러 가지 채소를 말리는 방법으로 부피를 줄이고 수분을 날려 저장하기 좋게 만들어 겨울을 준비한 것입니다. 왜냐하면 겨울은 싱싱한 채소가 나지 않는 데다 추운 외부 환경에 살아남기 위해 우리 몸이 더 많은 열을 만들어내야 합니다. 말린 채소들은 햇볕에 노출된 시간이 길어 해가 짧은 겨울에 부족할 수 있는 영양소를 품고 있고,

불리고 삶아서 나물로 만들어 먹을 때 소화되는 과정에서 장을 더 활발히 움직이게 하여 우리 몸의 체온을 올려주는 역할을 함으로써 추위를 이기게 해준, 가장 근본적인 생존 방법이었던 것입니다.

채소를 먹으면서 그 위에 드레싱해서 먹는 습관은 비교적 따뜻한 지중해 연안이나 육식을 많이 해온 서양 사람들의 음식 문화입니다. 이런 문화가 국내에 들어오면서 건강식으로 간주되다 보니 여름이든 겨울이든 생식으로 먹게 되는데 이런 음식을 많이 먹으면 몸이 차가워지면서 혈액순환에 문제가 생깁니다. 그래서 병이 생길 수 있습니다. 건강 때문에 해왔던 생식이 되레 건강에 해가 될 수도 있는 것입니다.

물론 요즘 서양인들처럼 육식을 즐기는 사람들이 많아지면서 육식으로 인한 질병이 생기다 보니 생식을 하면서 도움을 얻는 경우도 많은 것이 사실입니다. 하지만 이런 결과는 어디까지나 육식으로 인한 해(害)에 대한 반대급부입니다. 육식을 줄이고 채식 위주의 식사를 하게 될 때 지속적으로 생식 위주로 하게 되면 몸에 힘이 없고 몸이 차가워지는 결과를 불러올 수 있다는 이야기입니다.

또 한 가지 중요한 사실은, 우리 인간의 몸은 채소를 통해서는 절대로 에너지를 만들 수 없다는 것입니다. 그래서 선조들은 채소를 먹을 때 나물 형태로 만들어 먹었습니다. 채소를 데쳐서 식이섬유를 부드럽게 하고, 좀 더 소화력을 높일 수 있는 소금이나 소금으로 만든 장종류로 무쳤습니다. 그리고 그 안에 있는 영양분을 녹여내서 흡수될 수 있도록 참기름이나 들기름 같은 지방을 첨가하여 효율을 높이는 방법을 사용했습니다.

그러나 인간과 달리 소, 염소 같은 초식동물들은 풀을 뜯어 먹으면서 풀 속에 들어 있는 식이섬유를 소화시켜 에너지를 만들어냅니다. 그 방법은 식이섬유에 있는 영양분을 몸 안에 흡수하기 위해 위장에 넣었던 풀들을 다시 끄집어내어 씹고 또 씹어 소화시키는 것입니다. 여기에 또한 에너지화하는 소화효소가 있어 가능합니다. 그러나 인간의 몸에는 채소에 많이 들어 있는 식이섬유를 소화시킬 소화효소가 없습니다. 때문에 식이섬유는 소화되지 않고 대변으로 배출됩니다.

하지만 그냥 배출되는 것이 아니라 대변의 양을 만들어주고 장에서 독소가 체내로 들어오지 못하게 방어해주는 역할도 합니다. 그리고 노폐물을 흡착하여 체외로 빼내는 효과 때문에 식이섬유를 충분히 섭취하는 것이 중요하다는 것은 이미 알려진 사실입니다. 그러나 식이섬유는 에너지화되지 않기 때문에 생채소를 식사 때 지나치게 먹는 것은 건강에 도움이 되지 않습니다. 오랫동안 자연의 법칙에 따라 우리 조상들이 어떻게 해왔는지를 이해하면 올바른 식사 형태의 답을 쉽게 얻을 수 있습니다.

우유는 완전식품이다?

현대인들에게 완벽한 식품이 무어냐고 물어본다면 우유라고 대답하는 분들이 꽤 있습니다. 그래서인지 태어나자마자 모유 대신 분유로 시작하거나 모유와 함께 먹는 아이들이 많고 나이 들어서도 골다공증을 예방하기 위해, 뼈를 튼튼히 하려고 우유를 드시는 분들이 많습니다. 그런 분들은 우유를 건강에 필수적인 음식으로 생각하고 있을 텐데 우리가 언제부터 우유를 이렇게 먹게 되었을까요?

먹을 것이 없고 영양이 부족한 전후 시절, 원조 물품으로 우유를 건조시킨 분유가 국내에 들어와 퍼지기 시작한 것으로 보입니다. 더욱이 우리나라 사람들보다 훨씬 키도 크고 건장해 보이는 서양인들이 유제품을 즐겨 먹는 것을 보고 따라 하면서 정부 주도하에 모든 학교에서 우유 급식을 추진해왔고, 지금도 많은 학교에서 아이들의 성장을 위해 우유를 먹이고 있습니다.

그런데 아이러니한 사실은 아이들의 성장은 빨라지고 체격도 커졌지만 그만큼 질병도 많아졌다는 것입니다. 특히 20~30년 전만 해도 생각조차 못했던 아토피나 소아 당뇨 같은 병들을 흔히 볼 수 있게 되었습니다. 이렇게 원인을 정확히 알 수 없는 질병들 중심에 우유가 있을 것이라고 생각하는 학자들이 늘고 있습니다.

가장 근본적인 이유가, 우유는 인간이 아닌 송아지가 먹기 위해 만들어진 것이기 때문입니다. 인간은 태어나면서 모유를 먹고 자라고, 송아지는 우유를 먹고 크는 것이 자연의 법칙이라는 것입니다. 이런 주장에 일리가 있는 것은 모유와 우유의 성분을 비교해보면 많은 차이가 나는데 가장 큰 것이 단백질의 질과 양입니다. 우유를 먹어야 한다고 주장하는 사람들은 우유에 함유된 단백질이 성장을 촉진하고 칼슘이 많아 성장기 아이에게 꼭 필요하다고 이야기합니다.

우유에는 단백질이 모유보다 많은 것이 사실입니다만, 인간의 성장에는 그 정도로 필요치 않은 것이 문제입니다. 아니, 사실은 위험해서 더 큰 문제지요. 송아지는 인간과 달리 태어나면서 일어설 수 있고 성장 또한 빨라 6개월 정도만 지나면 풀을 소화시켜 덩치를 키우는 모습을 보여줍니다. 또 다른 문제는 우유의 단백질엔 모유에 있는 단백질과는 다른 성분이 들어 있는데 이것이 장내에서 흡수되면 체내의 노폐물이 되어 염증 반응을 일으킨다는 것입니다. 즉 우유를 먹으면 과도한 단백질로 인해 성장이 촉진될 수 있지만 그만큼 빨리 노화되어 질병이 생길 수 있다는 이야기입니다. 빨리 크고 빨리 늙고 빨리 병들게 하는 것이 우유의 기능이라고 생각됩니다. 때문에 지금도 광범위하게 퍼져 있는 학교에서의 우유 급식을 중단해야 합니다. 더 이상 못 먹고 살던 시절도 아닌 데다 우유에 대한 환상까지 더해져서 우유가 완전식품인 양 선전하는 광고에 현혹되지 말아야 합니다.

가끔 저희 병원을 찾는 어머니들의 걱정이 아이가 밥을 잘 안 먹는다는 것입니다. 그때 어머니에게 묻습니다. 아이가 밥을 안 먹으면 밥 외에 다른 것은 무엇을 먹고 있냐고요. 대부분의 경우 우유를 500밀리리터에서 1리터 정도 먹는다고 대답합니다. 아니, 이 정도로 높은 칼로리의 음식을 아이가 먹고 있는데 더 이상 어떻게 밥을 맛있게 먹을 수 있다는 것인지 알 수가 없습니다. 그래서 바로 우유를 끊으라고 충고합니다. 우유를 끊으면 당장에는 아이가 힘들어하겠지만 우유를 먹어왔던 습관에서 벗어나면 배 고플 때 밥을 먹는 좋은 습관으로 바뀝니다. 이런 습관이 어릴 적부터 길들여져야 건강한 생활을 할 수 있습니다.

어른들 중에는, 특히 갱년기의 여성분들 중에는 뼈 건강을 위해 매일 우유를 드시는 분들이 있습니다. 이분들 또한 생활 습관을 보면 곡식 같은 것을 씹어서 먹기보단 우유나 과일 같은 부드러운 음식으로 식사하는 경향이 있습니다. 매일매일의 식사를 통해 충분한 에너지와 영양소를 얻어야 하는데도 먹기 쉬운 것들로 식단을 채우는 것입니다. 그 결과가 어떻겠습니까? 제일 먼저, 소화기관의 불편함을 호소하고 있습니다. 항상 속이 더부룩하면서 소화가 잘 안 되고, 가스가 많이 차고 변의 형태가 좋지 않은 것을 보게 되는데 이런 일들이 지속되면 자주 피곤하고 일상생활이 힘들어집니다.

또 변비로 고생하는 분들은 우유를 발효시킨 요구르트를 먹고 좋아졌다고 말합니다. 하지만 이는 장이 건강해져서가 아니라 우유에 들어 있는 카제인이라는 단백질 때문인 것으로 알려져 있습니다. 카제인은 우리 몸에 없는 단백질이므로 소화기관에서 흡수하지 않으려고 설사를 일으킵니다. 바로 이런 현상을 이용하여 약한 설사를 만들면 변비를 해결할 수 있기 때문에 건강식품인 양 광고하며, 장까지 살아서 가는 유산균이라는 말로 현혹하는 것입니다. 변비는 유제품을 먹지 않아 생긴 것이 아닙니다. 잘못된 식생활을 했기 때문에 장운동이 저하되고 아랫배가 차가워진 것이 원인이므로 전반적인 식생활을 점검해야 합니다. 그저 우리 몸에 독소를 만들고 해로운 영향을 주는 발효유로 해결하는 방식은 결국 더 큰 질병을 만들어낼 뿐입니다.

더 나아가 우유를 만들어내는 과정에도 많은 환경적인 문제가 발생하고, 불필요한 호르몬과 간접적인 항생제 섭취를 하게 된다는 것은 널리 알려진 사실입니다. 이제부터라도 우유는 송아지에게 돌려주고, 젖의 형태는 음식을 제대로 먹지 못하는 유아기에만 먹는 것이 인간에게 올바른 식사인 것을 알아야겠습니다.

운동을 많이 해야 한다?

진료실에서 가장 많이 받는 질문 중 하나가 운동에 대한 것입니다. 어느 정도 운동해야 좋은지 물어오는 것이지요. 그러나 진료실을 찾는 분들은 운동을 안 해서라기보다는 잘못된 식생활을 하고 있기 때문에 질병이 생긴 사람들이 대부분입니다. 잘못된 식생활을 하다 보니 혈액순환을 시킬 힘도 없어 가까스로 걸어 다니는데 무슨 힘으로 운동까지 할 수 있을까요? 힘이 없으니 힘을 만들기 위해 헬스장에라도 다니고 싶은 마음이야 충분히 이해되지만 입맛을 바꾸지 않고 계속 그런 상태로 운동을 시작하겠다고 헬스장에 가서 등록하고 나면 십중팔구 3~4일 만에 그만둡니다. 며칠 운동하고 나면 팔다리가 쑤시고 아프니 내 체질에는 운동이 안 맞는다고 스스로를 위안하면서 그만두는 것입니다. 설사 의지가 강해 계속 헬스장에 간다 해도 운동하는 동안 즐거움은커녕 내가 왜 이런 짓을 해야 하나 계속 의문을 던지느라 힘이 빠집니다. 다시 말해 운동이 아닌 노동이 되고 있는 것입니다.

또 어떤 분들은 운동을 통해 살을 뺐다고 말합니다. 물론 운동을 통해 체중 조절을 할 수 있습니다. 그런데 이런 분들의 경우 체중이 늘어난 것이 운동을 안 했기 때문만은 아닐 것입니다. 바로 먹는 습관이 잘못되어 생긴 현상임에도 불구하고 운동하면 체중 조절도 되고 건강해질 것이라고 믿는 것이죠. 특히 젊었을 때 운동을 즐겨 했거나 운동선수였던 분들에게서 많이 나타나는 현상입니다. 하지만 실상은 어떻습니까? 운동을 평생 업으로 삼고 살았던 운동선수들이 건강한 노후를 보낼 확률은 적습니다. 실제로도 직업별 수명을 보면 운동선수들이 그토록 운동을 많이 하고 살았음에도 수명이 짧게 나오는 보고서가 있습니다. 더욱이 젊은 운동선수들 중에서 갑자기 운명을 달리하는 경우가 있는데, 대부분 뇌졸중이나 심근경색 등의 혈관 질환으로 밝혀지고 있습니다.

즉 아무리 운동을 열심히 해도 먹는 음식이 잘못되면 혈관 내에 노폐물이 쌓이고, 이로 인해 일찍 사망할 수 있습니다. 소화기관인 위와 장이 심하게 망가진 환자들을 보면 대부분 바짝 마른 모습입니다. 그런데도 체성분을 분석 해보면 근육보다 지방이 많은 마른 비만의 형태를 보입니다. 이런 분들이 식습관을 바꾸고 제대로 소화를 시켜 몸에 충분한 영양을 공급해주면 처음에는 잠깐 살이 더 빠지다가 근육이 늘면서 체중이 늘어나는 모습을 보여줍니다. 이는 일상생활에서 근육을 움직이며 사는데 그동안에는 근육을 만들 수 있는 재료를 몸이 흡수하지 못해 근육을 만들지 못했지만 소화기관이 살아나 충분한 재료를 공급해주니 특별한 운동을 하지 않아도 근육이 늘어나면서 체중이 늘기 때문으로 보입니다.

얼마 전 병원에 내원한 궤양성 대장염 환자는 같은 질병을 가진 대부분의 환자와 마찬가지로 마른 체형이었습니다. 상담을 하면서 그분이 자전거 동호회에서 열심히 활동하고 있고, 가끔 산악자전거도 즐긴다는 이야기를 듣고 근육이 많을 수도 있지 않을까 기대했습니다. 하지만 체성분을 분석한 결과, 그 마른 몸에서 역시 지방이 더 많은 비중을 차지하고 있었습니다. 이런 몸으로 어떻게 격렬한 운동을 할 수 있는지 궁금했습니다. 그분은 운동을 하면서 필요한 힘을 얻기 위해 초콜릿과 사탕, 음료수를 틈틈이 섭취하고 있었는데, 결국 이런 식습관이 근육보다는 체지방을 만들어내면서 장을 망가뜨려 몸의 균형을 깨뜨렸던 것입니다.

우리 몸은 일상생활에서도 항상 근육을 움직이기 때문에 특별히 많은 운동을 하지 않아도 근력을 유지해나갈 수 있습니다. 몸에 무리가 올 정도로 과격하게 또한 끊임없이 운동해서 건강을 유지하려는 노력은 나이가 들면서 한계에 부딪힙니다. 이런 경우는 당뇨 환자들을 보면 알 수 있습니다. 당뇨 환자들의 경우, 먹고 싶은 것을 맘껏 먹고 운동으로 혈당을 조절하면 된다고 생각하는 분들이 있습니다. 하지만 이런 방법을 써보아도 점차 시간이 지나면서 당 수치를 조절하는 일이 어려워 약의 용량이 늘어나고, 하루에 한 번 먹던 약을 아침저녁으로 먹어야 하는 경우가 너무도 흔합니다. 나중에는 인슐린을 주사해야 하는 상황에 이르기도 하지요. 그리고 운동이 건강을 유지하는 근본적인 해결 방법이 될 수 없는 이유는 우리가 50대에 할 수 있는 운동의 강도와 시간을 70대나 80대에도 똑같이 할 수 없기 때문입니다. 나이 들면서 젊었을 때와 동일한 양의 운동을 한다는 것은 거의 불가능합니다. 그리고 어쩌다 불시에 다치거나 다른 질병으로 운동을 못하는 상황이 되면 당뇨 환자의 경우 당 수치가 급격히 올라 어쩌지 못하는 경우를 보게 됩니다. 따라서 운동보다 건강을 위해 먼저 해결해야 할 일은 바로 먹는 것, 즉 입맛을 올바른 방향으로 길들이는 것이 중요합니다.

그래서 저는 환자들에게 처음부터 운동을 권하지 않습니다. 우선 식사를 바꾸게 하는데, 배에서 열이 나고 그 열이 손가락에서 발가락 끝까지 순환시킬 수 있을 때 움직임이 훨씬 힘 있고 가벼워집니다. 이럴 때 몸을 가만히 놔둘 사람은 없을 것입니다. 걷고 뛰고 움직이면서 몸이 더 강해지는 것을 느끼게 되는데, 이처럼 차분하게 건강을 회복하기 위해 노력하는 것이 올바른 방법입니다.

비타민과 건강 보조 식품은 나이 들수록 챙겨 먹어야 한다?

진료실에 찾아오는 환자분들에게 가장 많이 받는 질문 중 하나가 지금 먹고 있는 비타민제나 미네랄 제제, 홍삼액 등을 어떻게 해야 하는지에 대한 것입니다. 저의 대답은 언제나 'No'입니다. 이런 건강 보조 식품들은 처음 먹을 때는 힘이 나는 것처럼 느껴지고, 불편했던 증상이 사라지기도 합니다. 그 때문에 어떤 병에는 무엇을 먹으면 좋다는 이야기를 하게 되고 귀가 솔깃해지면서 사먹게 되지요. 아니면 판매원들로부터 이 제품은 이런저런 효능이 있다는 얘기를 듣고 복용하기도 합니다.

하지만 나에게 있는 불편한 증상이 무엇 때문에 생긴 것인지 스스로 묻고 대답을 찾는 과정이 없으면 근본적인 해결 방법을 찾기 힘듭니다. 즉 내 몸에 생긴 증상은 나의 잘못된 생활 습관에 의해 만들어진 것이지, 이런저런 건강 보조 식품을 먹지 않아서 생긴 것이 아니라는 이야기입니다. 그럼에도 불구하고 건강 보조 식품을 먹기 시작하면서 증상이 좋아지면 우리는 그 효과를 맹신하는 경향이 있습니다. 그렇게 완화된 증상을 우리 몸이 좋아진 것으로 인식하고 잘못된 습관을 고치지 않으면 시간이 지나면서 더 큰 질병으로 발전하여 결국 수명을 단축하는 결과를 초래하게 됩니다.

이런 일이 왜 생기는지 좀 더 생각해보면 해답은 '균형'에 있습니다. 우리는 매일 먹고 마시고 숨 쉬며 살고 있는데, 이런 반복 과정에서 필요한 만큼의 영양소와 산소의 공급은 필수적입니다. 그런데 잘못된 습관으로 인해 불균형이 이루어지면 우리 몸은 증상을 일으키고 신호를 보냅니다. 이때 부족한 부분을 보충하면 잠시 몸이 좋아지는 것처럼 느끼지만 교정되지 않은 습관으로 인해 우리 몸은 계속 불균형이 심해지고, 그러면서 더 심각한 질병으로 발전하는 것입니다. 따라서 이런 값비싼 건강 보조 식품에 의지하지 말고 평상시 먹는 음식과 운동과 수면, 휴식 등의 생활 습관을 돌아보고 잘못된 점을 바꾸는 것이야말로 진정 건강을 위한 길이 될 것입니다.

실제로 많은 사람들이 꼭 먹어야 하는 것으로 생각하는 비타민은 현미 씨눈에서 처음 발견한 것으로 알려져 있습니다. 도정한 곡물을 먹인 닭이 병들어가는 모습을 보며 생명 활동에 필요한 물질 중 그 곡물에 빠진 것이 무엇인지를 연구하게 되었습니다. 그 과정에서 통곡물에 있는 물질을 도정할 때 제거된 결과임을 발견했습니다. 그래서 통곡물의 씨눈과 겨 부분에 있는 물질이 장기적으로 부족해지면 질병에 걸린다는 사실을 알게 된 것입니다. 따라서 우리의 근본적인 해결책은 통곡물로 돌아가면 되는 것입니다. 하지만 서양 학자들은 통곡물에 있는 물질을 비타민이라는 이름으로 명명하고 상품화하기 시작했습니다. 이것은 무슨 의미일까요? 즉 싹을 틔울 수 있는 완전한 형태의 현미를 매일 섭취하면 괜히 비싼 돈 주면서 비타민을 사먹을 필요가 없다는 이야기입니다. 그런데도 씹기 힘들고 거칠다는 이유로 현미를 멀리하면서 영양이 부족한 백미로 밥을 해먹고 나서 부족한 부분이 있으니 비타민제로 보충해야 한다는 것은 그야말로 앞뒤 안 맞는 말이 되는 것입니다. 어찌 보면 이런 제품을 판매하는 사람들이 만들어내는 광고에 우리가 속고 있는 것일지도 모릅니다.

우리가 먹는 방법과 계절을 제대로 알고 먹으면 영양이 부족해지는 경우는 거의 없습니다. 먹는 방법으로 본다면 우리는 통째로 먹는 습관을 가져야 합니다. 음식물을 전체로 먹는 것은 그 생명체의 생명활동에 필요한 성분을 모두 섭취한다는 의미입니다. 파를 먹어도 햇빛을 많이 본 파란 잎에서 밑쪽의 흰 부분 그리고 땅속 깊이 내린 뿌리까지 통째로 먹으면 골고루 영양 섭취가 가능합니다. 우리가 임의적으로 선택해서 먹는 것은 불균형한 영양 상태를 지속적으로 만들어낸다는 의미입니다.

그리고 계절에 유념해야 합니다. 우리는 어느 계절에 맛있는 음식물을 가리켜 '제철이다'라는 이야기를 하곤 합니다. 왜 제철에 나는 음식이 맛있는 것일까요? 그것은 영양적으로 가장 완벽하고 그 시기 몸에 필요한 성분이 그 계절에 나는 재료에 들어 있기 때문에 그렇게 느끼는 것입니다. 아무리 채식이 좋다고 해도 추운 겨울 양상추와 오이로 샐러드를 해먹고, 토마토를 먹는 것은 무의미합니다. 왜냐하면 그것은 여름철 땀을 많이 흘리고 더위에 지친 몸에 수분을 제공하고 몸을 진정시킬 때 필요한 것이지, 추운 겨울에 그런 채소는 몸을 자꾸 춥게 만들 뿐입니다. 그리고 가장 중요한 이유는 계절에 역행하는 채소를 재배하기 위해 하우스를 만들고, 화학비료를 주어 빨리 키우고, 연료를 때가며 속성으로 재배한 채소에는 우리 몸에 필요한 영양분이 충분히 들어 있지 않기 때문입니다.

그리고 온갖 종류의 제품화된 건강 보조 식품이 불필요한 이유는 그 식품을 만드는 과정에서 고농축하거나 건조시키거나, 영양분을 분리하고 가공하는 과정에서 인체에 해로운 물질이 유입될 가능성 때문입니다. 어떤 물질을 분리하고 합성할 때는 항상 필요한 공정 과정이 있고, 그것은 거의 석유화학물이 필요한 과정이기도 합니다. 이렇게 위험을 감수하고 먹어야 하는 건강 보조 식품은 없습니다. 병원을 찾는 환자분들에게 지금 드시고 있는 건강 보조 식품들을 모두 버리라고 했을 때 그분들이 비싼 것이라면서 아까워하시는 것을 자주 보게 됩니다. 이분들은 비싸고 희귀한 것을 먹으면 몸이 좋아질 것이라는 믿음을 가지고 있었던 것입니다. 만약 비싸고 희귀한 것들이 우리 몸을 건강하게 만들어준다면 이런 것을 마음껏 사먹을 정도의 능력 있는 부자들이 우리 사회에서 가장 건강하고 오래 사는 사람들이 되었을 것입니다. 하지만 현실은 꼭 그렇지 않습니다. 오히려 재산이 많은 사람들이 평균수명도 채 누리지 못하고 일찍 사망

하는 경우가 많다는 사실에서 알 수 있습니다. 반면에 서민일 뿐인 시어머니가 90세에도 특별한 질병 없이 며느리인 자신보다 더 건강하다거나, 시골에서 농사일을 하며 자식들에게 수확물을 올려 보낼 정도로 기운이 넘친다는 이야기를 듣게 됩니다. 건강은 결코 돈으로 살 수 없습니다.

체질별로 맞는 음식이 있다?

가끔 진료실에서 상담하다 보면 건강에 많은 관심을 가지고 여기저기 다닌 분들을 만날 수 있는데 이런 분들은 자신에게 맞는 음식을 먹기 위해 노력하는 모습을 볼 수 있습니다. 건강을 위해 자신에게 맞는 음식을 골라 먹겠다는 것은 맞는 방법입니다. 그 정도의 노력을 기울이는 것이야말로 건강에 대한 기본이 되어 있다고 생각됩니다. 왜냐하면 자신의 몸을 이해하고 알려는 노력만이 건강에 대한 막연한 두려움을 없애고 불안으로부터 우리를 지켜주기 때문입니다.

그러나 이분들 중에서 많은 분들이 자신의 체질을 이야기하며 자기는 이런 체질이어서 현미가 안 맞고, 육류 중에서도 돼지고기는 피해야 하지만 닭고기는 몸에 좋은 음식이라고 들었다는 이야기를 합니다. 이럴 때는 참으로 난감하지 않을 수 없습니다. 우리 인류의 역사를 한번 살펴보면 쉽게 이해할 수 있는 것을 누가 그분들에게 그렇게 조언했는지 모르겠지만 잘못된 믿음을 갖고 있음을 알게 됩니다. 우리나라만 살펴보더라도 선조들이 먹어온 밥은 현미밥이었습니다. 흰쌀밥은 일제 강점기 때 일본 사람들이 만든 정미소에서 도정된 것이 백미의 시작입니다. 그 이전에 우리나라에는 도정 기술이 없었던 것으로 알려져 있습니다. 그러면 5000년의 역사에서 백미를 먹기 시작한 것은 지금으로부터 100여 년 전이라는 이야기입니다. 오랫동안 그저 방아를 찧어 지푸라기를 날리고 알곡을 골라 먹었겠지요. 선조들이 쌀밥이라 한 것은 현미밥을 의미했을 것입니다. 가을에 벼를 추수하고 나온 낟알 상태에서 겉껍질인 뉘 정도만 제거한 밥을 먹었을 것이라는 말입니다. 그리고 봄에는 보리를 수확해서 쌀이 나는 가을까지 먹었을 것입니다. 만약 그 시절에도 현미밥이 체질적으로 맞지 않은 사람이 있었다면 그 사람은 무엇을 먹어야 했을까요?

우리나라뿐 아니라 전 세계를 통틀어 보아도 피부색이 다르고 기후가 달라 농사짓는 작물이 다를 뿐이지 인간은 곡식을 먹으면서 살아왔습니다. 비교적 따뜻한 곳에서는 농사지어 밥을 해먹었고 추운 날이 많은 곳에서는 밀을 재배하여 빵으로 만들어 먹어왔던 것입니다. 그런데 재배하는 곡식이 다르다 해도 공통적인 것은 통곡식 상태로 먹어왔다는 점입니다. 곡식은 씨앗입니다. 씨앗은 조건만 맞으면 싹을 틔우고 성장합니다. 한 알의 씨앗이 성장하면 몇십 배 이상의 씨앗을 다시 만들어냅니다. 그런 생명이 있는 상태의 곡식은 바로 겉껍질이 있는 통곡식이지 껍질을 벗겨낸 상태가 아닙니다. 그럼에도 불구하고 내 체질에는 현미가 맞지 않아 백미를 먹어야 한다는 이야기는 전혀 근거 없는 말임을 아실 것입니다.

대형 병원에서도 이런 식단을 권하는 경우가 있습니다. 당뇨병을 앓고 있을 때에는 현미밥을 먹으라 했다가 당뇨 합병증으로 신장이 망가지면 칼륨이 많은 현미를 피하고 백미를 먹으라 합니다. 얼마나 앞뒤 안 맞는 주장입니까? 망가진 신장을 살리기 위해 백미를 먹게 되면 지금까지 진행된 당뇨병은 어떻게 해야 합니까? 그야말로 하나만 알고 둘은 모르는 처방이 아닐 수 없습니다. 그러니 대학병원 신장 내과에 다니는 환자분들은 자신의 병이 좋아질 수 없다고 여기며 결국 신장 이식 수술이나 평생 투석을 해야 하는 것으로 생각하고 있습니다. 하지만 사실은 그렇지 않습니다. 올바른 식사가 무엇인지 모르는 상태에서 처방받은 것들은 잘못된 것이므로 식습관을 바로잡고 생활 습관을 바꾸면 우리 몸의 신장도 다시 회복될 수 있습니다.

또 체질별로 맞는 음식을 논하면서 흔히 나오는 이야기가 돼지고기가 체질에 맞네, 닭고기가 체질에 맞네 하는 논란입니다. 저희 병원에 오는 분들에게는 어떤 육식도 당분간은 금하도록 처방합니다. 우리 몸에는 항시적으로 육식이 필요하지 않습니다. 우리 선조들은 육식을 얼마나 했을까요? 기껏해야 명절 때나 생일날 잔치를 하면서 약간의 육식을 맛봤을 것입니다. 그때에도 돼지고기가 자기 몸에 맞는지 닭고기가 맞는지 따져가며 먹었을까요? 이런 논란은 동물성 식사가 풍부해진 지금에 와서나 따질 정도가 된 것입니다.

1년을 꼽아보아야 몇 번 먹어보기도 힘들었던 시대에 어떤 고기가 체질에 맞는지를 따지는 호사는 없었을 것입니다. 오늘날을 살아가는 현대인들이 너무나도 풍부해진 육류를 넘치게 먹고 있으면서 자신의 체질을 가지고 왈가왈부한다는 것은 어불성설로 보입니다.

결론적으로 인간에게 음식별로 나눌 수 있는 체질은 없습니다. 인간이 먹고 살아야 하는 것은 동서고금을 막론하고 공통적인 특징을 가지고 있고, 앞으로도 이런 특징은 바뀌지 않을 것입니다. 인간만이 농사를 지어 먹을 것을 생산해내고 있으며, 이런 인체의 생리는 변하지 않을 것이기 때문입니다.

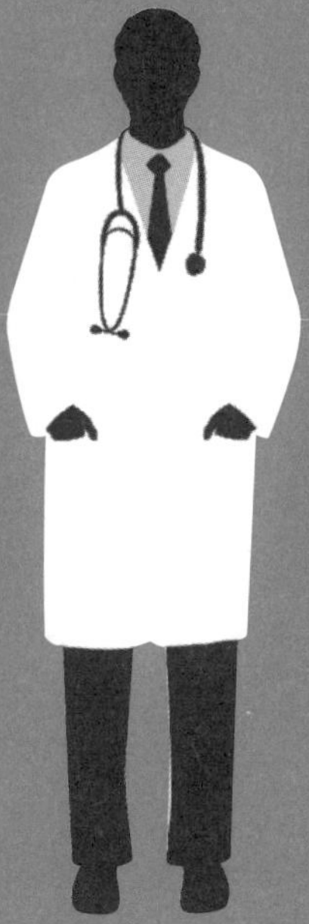

제3장

만병을 이기는 올바른 생활 습관

현미밥을 먹자

우리 민족은 예부터 쌀을 주식으로 먹어왔습니다. 이유는 역사적으로나 환경적으로 가장 잘 생산되는 작물이면서 보관이 용이하고 영양가가 충분한 먹거리였기 때문일 것입니다. 그런데 요즈음 식품 및 영양 섭취 실태를 보면 과거에 비해 달라진 것이 눈에 띄는데, 그것은 쌀 섭취량이 지속적으로 감소하고 있다는 점입니다. 우리가 음식을 먹는 이유는 음식을 통해 힘을 얻고자 하는 것인데, 재미있는 것은 기운을 뜻하는 한자 기(氣)를 보면 쌀을 뜻하는 미(米)가 들어 있습니다. 예부터 쌀을 통해 기운을 만들었다는 뜻일 것입니다. 그런데 최근에는 쌀로 기운을 만드는 것이 아니라 육식과 정제된 당분으로 기운을 만들려 하다 보니 문제가 생기는 것입니다. 그래서 쌀의 소비량은 줄어드는 대신 육류 소비량과 당분의 소비는 급격히 늘어가고 있습니다.

이렇게 변하고 있는 이유는 물론 여러 가지 사회 환경적 요인도 있겠지만, 생리학적으로 우리가 쌀에 있는 영양을 제대로 흡수하지 못하기 때문이라고 생각합니다. 즉 쌀의 영양은 쌀의 알맹이에만 있는 것이 아니라 껍질과 씨눈에도 있기 때문에 껍질이 있는 현미를 먹어야만 영양적으로 균형 잡힌 주식으로서의 기능을 할 수 있습니다. 집에서도 간단한 실험을 해볼 수 있는데 현미와 백미를 접시에 놓고 물을 부어놓으면 시간이 지나면서 백미는 불다가 썩지만 현미는 싹이 나는 것을 볼 수 있습니다. 어떤 것이 생명 있는 음식입니까? 우리 몸도 생명을 유지하기 위해서는 생명이 있는 음식을 먹어야만 합니다.

그럼에도 현대인들은 먹기 불편하다는 이유로 껍질을 벗겨낸 흰쌀을 먹는데 이처럼 흰쌀을 주식으로 하니 전체적인 영양이 불충분해지고 힘이 없다면서, 이렇게 힘이 없으니 힘을 내야 한다며 고기반찬과 온갖 반찬을 차려놓고 식사를 하게 된 것입니다. 또 달콤하고 맛있는 간식과 비타민, 미네랄, 오메가-3 등의 건강 기능 식품도 필요하게 된 것입니다. 그러나 이런 식사를 통해 우리 몸에 필요한 것들이 채워지고 힘이 솟고 건강해진다는 것은 환상일 뿐입니다. 현대의 영양학은 먹거리에 들어 있는 성분을 분석하여 이것저것 짝을 맞추어 먹자고 주장하면서 골고루 먹는 것이 좋다고 외치지만 그 결과가 어떻습니까? 시간이 갈수록 만성 질환 환자들이 늘어가고, 수많은 종류의 약을 먹으면서 하루를 시작하는 사람들이 늘어가고 있습니다. 이렇게 바뀐 가장 큰 이유는 매일 먹는 밥에 대한 우리의 생각이 잘못되어 있기 때문입니다.

많은 사람들이 다양한 음식을 골고루 먹어야 한다고 생각하여 반찬의 양과 종류를 늘리고 밥의 양은 줄이고 있습니다. 하지만 우리 몸의 소화기관은 한 번에 한두 가지 음식이 들어올 때 가장 소화력이 높습니다. 뷔페에 가서 화려하게 차려진 식탁을 둘러가며 이것저것 식사할 때는 행복한 느낌이 들지만 식사를 마치고 나면 소화가 안 되고 피곤하며 속이 불편한 경험을 해보았을 것입니다. 소화력이 높아지면 힘이 생기고 마음도 편안해집니다. 이를 위해서는 소박한 식단으로 우리 몸에 가장 균형을 이루는 완전한 먹거리를 제공해야 하는데 이것이 바로 현미밥 위주의 식단입니다.

현미에는 우리 몸의 주 에너지원이 되는 탄수화물을 비롯해 단백질, 비타민, 미네랄이 들어 있고, 장운동과 해독에 중요한 역할을 하는 식이섬유가 많아 가장 완벽한 주식이라고 할 수 있습니다. 현미는 그 자체만 완전히 소화할 수 있으면 우리 몸은 다른 음식이 필요 없을 정도로 완벽한 주식입니다. 그러므로 현미의 영양을 최대한 높일 수 있도록 꼭꼭 씹어 천천히 식사하는 것이 중요합니다. 가끔 환자분들에게 우리의 주식이 무엇이냐고 묻습니다. 그러면 한결같이 "밥이죠"라고 대답합니다. 아주 오랜 역사를 통해 우리는 주식이 밥이라는 것을 머릿속에 기억하고 여타의 음식은 부식(副食)이라고 말합니다. 하지만 현대인들의 식탁을 보면 주식이 자기 자리를 잃고 있는 모습을 보게 됩니다. 이런 상황이 지속되다 보면 몸은 균형을 잃을 수밖에 없습니다. 하지만 아무리 영양가 있고 좋은 먹거리도 같은 음식만

매 끼니 먹으라고 하면 지루하고 식상해질 수 있습니다. 따라서 현미와 함께 현미의 소화를 도와주고 현미밥을 맛있게 먹을 수 있는 반찬을 두세 가지 만들어 같이 드시기를 권합니다.

병원을 찾는 분들은 영양 만점 통곡식인 현미가 차지해야 하는 주식의 자리를 다른 것으로 대체한 분들이 대부분입니다. 백미를 비롯하여 떡, 밀가루 음식, 고기나 과일, 생채소 한 접시, 고구마, 가공식품 등이 매일매일의 주식 자리를 대신한 식사가 되고 있습니다.

모든 만성 질환의 치유에 있어 첫 출발은 영양적으로 완벽하고 우리 몸에 필수적인 현미를 주식으로 삼아야 한다는 데에서부터 시작됩니다.

천천히 먹자

우리 몸에 필수적인 현미를 소화하기 위해서는 천천히 식사하는 것이 가장 중요합니다. 현미 껍질은 단단한 식이섬유가 주를 이루므로 백미를 먹듯이 빨리 삼키면 대부분 소화되지 못하고 대변으로 나와버립니다. 그래서 어떤 분들은 현미로 밥을 바꾸고 나서 더 힘이 없고 군것질이 늘었다고 하시는데, 대부분의 경우 빨리 먹어서 생기는 현상입니다.

우리나라 사람들에게 천천히 식사하는 것은 아주 사치스러운 일로 보는 경향이 많습니다. 바빠 죽겠는데 어느 세월에 맛을 음미하며 배를 채우냐면서 한 끼 때우는 식사인데 빨리 배만 부르면 되지 하는 생각들을 많이 합니다. 대부분 학창 시절 학교에서의 급식을 통해, 군대에서의 단체 급식을 통해, 또 사회에 나와서조차 즐겁고 느긋하게 식사하는 방법을 배우지 못한 것이 사실입니다.

그래서 질병이 있어 진료실에 찾아오는 분들에게 "빨리 밥 먹다가는 빨리 하늘나라 간다"고 이야기합니다. 그런 다음 아무리 사는 게 힘들어도 밥 먹을 때에는 감사한 마음으로 천천히 꼭꼭 씹어가며 즐겁게 드시면 어떤 질병도 이길 수 있는 힘이 생긴다고 말씀드리곤 합니다.

그런데 이런 현상들을 잘 들여다보면 이것은 개인의 문제만이 아닙니다. 우리 사회 전체에 천천히 식사를 즐기고 음미하는 문화가 없음을 알게 됩니다. 학교에서 천천히 밥을 먹으면 뒤떨어진 아이처럼 인식되어 왕따가 되기 쉽고 다른 아이들은 한순간에 먹어 치우고 잠깐이라도 친구들과 노는데 혼자 앉아서 식사하기가 힘들다고 합니다. 학교 식당에서도 빠른 회전과 정리를 위해서라도 빨리 밥 먹는 것을 좋아합니다.

그러다 보니 어린 나이에 질병이 생겨 찾아오는 학생들에게 음식을 천천히 먹으라고 하면 대부분 난감해합니다. 나만 그렇게 할 수는 없다고 하면서 말이죠. 직장 생활을 하는 이들도 마찬가지입니다. 다들 같이 어울려 식사해야 하는데 나만 유별나게 세월아 네월아 할 수 없다고 말합니다.

특히 어린아이들을 둔 어머니들은 제게 일반 병원에서는 아이의 소화력이 약하므로 현미밥을 먹이지 말라고 했다는 이야기를 합니다. 영양 흡수가 안 되어 영양 불균형이 일어난다는 것이지요. 그러면 저는 이렇게 말합니다. 아이에게 영양가 없는 흰밥에 노폐물을 만드는 고기나 생선, 가공된 반찬을 먹이는 것보다 좋은 밥을 먹이는 것이 아이의 건강에 필수라고 말입니다. 다만 아이들에게 "빨리 먹으라" 하고 채근하지 않는 것이 필요합니다. 밥과 반찬을 섞어서 먹이거나 국에 말아서 빨리 먹게 하면 당연히 소화가 어렵습니다. 하지만 밥의 맛과 반찬의 맛을 알 수 있도록 꼭꼭 씹어가며 천천히 음식을 먹으면 영양이 불균형해지기보다 집중력도 높아지고 아이의 성격도 좋아지는 효과도 함께 얻게 됩니다.

우리나라 사람들에게 많은 위장병과 위암도 이런 문화와 관계된다고 생각합니다. 밥을 빨리 먹으면 제대로 씹지 못했을 것이고, 이런 상태로 위장에 도달한 음식물들은 위에서 소화시키기 어려우므로 위장이 고생하는 것입니다. 위장에는 이빨이 없습니다. 한국인에게 위암 발병률이 높은 것은 짜고 매운 음식을 좋아하기 때문이라고 이야기하는데, 그보다 더 큰 위험은 빨리 먹는 데 있습니다. 먹고살기 어려웠던 시절에 상당한 스트레스를 안고 살아야 했던 상황에서는 빨리 먹고 일을 해야 했을 것입니다. 이런 생활 습관으로 수많은 사람들이 위장병을 가지고 있었고, 이것이 위암의 발병률을 높였을 것입니다.

건강해지기 위해 식사를 현미밥과 채식으로 바꾸면 빨리 먹기 힘듭니다. 백미에 동물성 식사를 하는 사람들은 입에서 살살 녹는 음식으로 식단을 구성하기 때문에 씹을 것도 별로 없습니다. 그것은 식사가 빨라지는 이유가 됩니다. 빨리 먹던 습관이 있는 사람들은 현미밥으로 음식을 바꾸고도 좀처럼 천천히 먹지 못합니다. 현미밥한 수저를 50~60번 정도 씹어야 삼킬 수 있는 상태가 되는데 습관이 안 되어 있는 사람들은 몇 번 씹고 나면 입안에 남아 있는 것이 없다고 말합니다. 이런 습관을 바꾸려면 현미밥을 입안에 넣고 나서 수저를 내려놓는 것이 필요합니다. 밥과 반찬을 같이 넣고 씹으면 밥맛도 느낄 수 없을뿐더러 반찬과 함께 넘겨버리게 됩니다. 먼저 밥을 꼭꼭 씹어 삼키고 나서 반찬을 먹는 연습을 하면 좀 더 천천히 먹을 수 있습니다.

저희 병원에선 처음 오는 환자분들에게 천천히 씹는 연습을 시키기 위해 볶은 곡식을 권합니다. 현미와 몇 가지 곡식을 쪄서 말린 뒤 천천히 볶아서 만든 밥을 식사로 하게 합니다. 그러면 물기 없는 밥을 먹게 되므로 건조된 곡물이 부서지고 침과 함께 충분히 섞여야 넘길 수 있게 되죠. 이런 식사를 한두 달 정도 하면 점차 습관이 바뀝니다.

물론 처음에는 물기 없고 딱딱한 곡식을 씹기 때문에 저작근이 발달하면서 붓고 아픈 염증 반응이 동반되기도 합니다. 그러나 우리 몸에서 생기는 통증은 나쁜 것이 아니라 그동안 부드러운 음식 위주의 식사를 해왔기 때문에 발달되지 않았던 근육이 생기는 과정이므로 바람직한 반응입니다. 그래서 턱이 아프다고 호소하는 환자들에게 저는 박수를 쳐줍니다. 이제부터 제대로 올바른 식사를 할 수 있게 되었으니 축하를 해주는 것입니다.

우리 사회가 올바른 식사의 중요성을 깨닫고 좀 더 많은 사람들이 현미밥과 채식 위주로 식사를 하게 되면 식사 시간은 자연히 길어질 것입니다. 그렇게 될 때 우리 몸에서는 자율신경의 균형이 이루어지면서 스트레스에 강한 사회 구성원들이 많아질 것이고, 이 사회가 좀 더 건강해지지 않을까 생각합니다.

좋은 소금을 충분히 먹자

먹고 또 먹어도 채워지지 않는 헛헛함, 한 끼만 걸러도 손이 떨리고 정신이 몽롱해지면서, 짜증이 나고 신경질적이 된다고 호소하는 사람들이 많습니다. 심지어는 계단을 오르다가 휘청거려 넘어지고 길거리에서 기절하기도 합니다. 당뇨 진단을 받은 사람들의 이야기가 아닙니다. 지금 젊은이들의 경우에도 이런 증상을 호소하는 사람들이 많아 심각합니다. 이런 반응은 뇌가 쓰는 에너지인 혈당이 부족해서 생깁니다. 저혈당증이라 부르기도 하는데, 매일 매 끼니 식사를 꼬박꼬박 하는데도 왜 저혈당증에 빠질까요?.

우리가 섭취한 음식이 장에서 천천히 흡수되고 혈당도 천천히 올라갔다가 천천히 떨어진다면 저혈당증에 빠지지 않을 것입니다. 하지만 우리가 어떤 음식을 먹느냐에 따라 이 과정은 많이 달라집니다.

혈당을 빨리 올리는 음식으로는 흰쌀밥, 밀가루 음식, 가공식품, 패스트푸드, 음료수 등이 있습니다. 이런 음식물은 우리가 저혈당증이 되어 머리가 맑지 못하고, 기운이 빠지고, 정서적으로 불안정할 때 특히 더 당기는 음식입니다. 흰밥으로 점심을 빠르게 해치우고 식당 입구에 놓여 있는 믹스 커피나 사탕을 물고 나와도 오후 3~4시경이면 머리가 무거워지고 다시 피로감이 극에 달하는데 그럴 때 달콤한 간식이나 믹스 커피 한 잔으로 몸을 다시 가동시킵니다. 이런 분들은 달콤한 음식에 중독되는 경우가 많은데 흔히 탄수화물 중독이라고도 합니다.

이 같은 식습관이 계속되면 혈당을 조절하는 췌장이 과로하게 되어 당뇨로 발전할 수 있고, 심한 경우 췌장암으로 진행됩니다. 최근에 밝혀진 사실에 따르면, 이런 식습관은 혈당만을 에너지로 쓰는 뇌에 충격을 줄 수 있어 뇌 기능이 저하되면서 건망증이나 조기 치매, 파킨슨병 등으로 진행될 수 있다고도 합니다. 이런 식생활을 바꾸기 위해 필요한 것이 좋은 소금입니다. 소금 섭취가 이렇게 질 낮은 단맛에서 우리의 입맛을 바꾸고 우리 몸을 건강하게 만들어줄 수 있습니다.

원래 소금은 바닷물을 증발시켜 만드는 것이 가장 좋다고 생각해 왔습니다. 이런 소금을 천일염(天日鹽)이라고 하는데, 천일염은 생산 과정과 형태가 비위생적이라고 생각하는 사람이 많고, 생산량에도 한계가 있었습니다. 그래서 기계로 만들어 싸고 깨끗한 소금이라는 이미지로 기계염, 즉 정제염(精製鹽)이 보급되었습니다. 심지어 법적으로도 식품 가공과 식당에서 사용하는 소금은 정제염만을 인정했던 것입니다. 그러다 보니 정제염 섭취가 늘어나면서 건강에 문제가 생겨 의학적으로 소금 섭취가 위험하다는 결론을 내리게 된 것입니다. 우리나라는 양질의 염전을 갖고 있어 좋은 소금을 섭취해왔음에도 아쉽게도 현대에 오면서 소금을 적대시하게 된 것이죠.

소금을 멀리하면서 생긴 가장 심각한 문제는 우리 몸에 최악인 설탕을 가까이하게 된 것입니다. 소금을 적게 먹어야 한다는 신념으로 사람들은 자꾸 힘이 빠지고 무기력해지는 문제를 질 낮은 탄수화물을 섭취하는 것으로 해결하고 있습니다. 그 결과 고혈압, 당뇨병 환자가 급격히 늘어가고 있으며, 합병증으로 뇌졸중, 심근경색, 말초혈관 질환 환자들은 셀 수 없을 정도가 되어가고 있습니다. 더 큰 문제는 지금의 젊은이들이 어릴 때부터 단맛에 익숙해지면서 저혈당증을 갖고 있다는 것입니다. 저혈당증은 본인의 건강을 해칠 뿐만 아니라 혈당이 불안정한 상태에서 마음이 조급해지고 폭력적으로 변하면서 신문 사회면에 자주 나오는 상상하지 못할 범죄들을 아무 죄의식 없이 행하게 만드는 원인이 되고 있습니다.

설탕이 보편화된 것은 불과 몇십 년밖에 되지 않습니다. 얼마 전까지 식탁에서 반찬이 맛있다는 표현은 '간이 맞네'였습니다. 간이 맞다는 것은 음식의 짭짤한 정도이고, 이것이 맛의 기준이었습니다. 반찬에서 단맛이 느껴지는 특별한 것으로, 곡물을 졸여 은근한 단맛을 이용하기도 했지만 당장의 먹고살 것이 풍부하지 않던 시절에는 그마저도 소수의 이야기고, 감이나 대추 등 말린 과일을 이용하는 게 전부였을 것입니다. 하지만 언젠가부터 소금과 소금으로 만든 장으로 음식의 맛을 내기보다 설탕, 꿀, 대체 감미료 등이 들어가야 요리로 쳐주는 경우가 허다합니다. 심지어 조선시대 전통 요리를 재연하는 요리 프로나 사찰 음식, 궁중 요리 전문가들이 진행하는 요리 프로에서 '설탕 두 스푼', '매실 원액 한 스푼'을 외치는 현실을 보면 이해가 되지 않습니다.

좋은 소금으로 간을 해서 밥을 짓고 반찬을 만들어 먹기 시작하면 단것은 자연스레 멀어집니다. 병원을 찾은 어머니들에게 이런 이야기를 해주고 집에 가서 아이들에게 한번 실험해보라고 권합니다. 아이들이 자유롭게 먹을 수 있도록 천일염이나 죽염을 식탁에 놓아두면 아이들은 어른들보다 훨씬 맛있게 소금을 먹는데 그러고 나면 과자나 초콜릿, 사탕을 손에 쥐여줘도 잘 안 먹게 되는 것을 볼 수 있습니다. 입맛이 이미 굳어진 어른들은 소금을 먹어보라고 주면 대부분 맛있다고 표현하기보다는 "와~ 짜다~" 하면서 뱉어내기 일쑤입니다. 소금을 멀리해온 결과가 좋은 음식의 맛을 느끼지 못하고 가공된 음식이나 달고 새콤한 맛들에 길들여진 것입니다. 그 때문에 질병이 생기는 것입니다.

이제부터 집 안의 소금을 바꾸고, 자연 소금으로 충분히 간을 해서 음식을 만들어 먹어보십시오. 현미밥이 이렇게 맛있는 줄 처음 알게 될 것입니다. 밥이 맛있어야 많이 먹게 되고, 그러면 충분한 에너지를 만들게 되어 식사 후 두어 시간 뒤에 생겼던 헛헛함이 사라지면서 힘 있는 모습으로 변할 것입니다.

아침밥을 먹자

어릴 적에 아버지 생신 상을 차려놓고 어머니께서 한 동네에 사는 친척분에게 가서 "아침 식사 같이하게 모셔오라"는 심부름을 시키던 기억이 있습니다. 요즈음의 생일상은 거의 저녁 식사가 되었지만 예전에는 아침 식사가 생일상이었습니다. 그러고 보면 예부터 우리 민족은 아침 식사를 중요하게 여겼던 듯싶습니다. 농경 사회인 터라 아침을 먹고 나가야만 힘든 일을 할 수 있었기 때문이라고 생각됩니다. 사람의 생리를 보더라도 아침 해가 뜨면 일을 하고 활동할 수 있는 준비가 됩니다. 자율신경에서 교감신경이 우위로 올라와 혈압을 높이고 혈액을 머리로 보내면서 두뇌 활동도 시작하게 됩니다. 그래서 아침 시간에 우리 몸은 에너지를 필요로 하게 되고, 아침 식사를 통해 힘을 만들 수 있게 됩니다.

그런데 현대 사회에서는 아침보다 저녁을 좀 더 풍성하게 먹는 경향이 있습니다. 아무래도 바쁜 아침 시간보다는 여유로운 저녁 시간에 사람들과 음식을 함께 나누는 것이 편해서일 것입니다. 그렇게 저녁을 푸짐하게 먹고 나면 금방 졸음이 오고 편안함을 느끼면서 잠을 잘 수 있다는 이유로 저녁 식사에 공을 들이는 분들이 많습니다. 하지만 저녁을 많이 먹고 잠이 들면 우리 몸의 혈류가 소화기관으로 모이고 밤새 쉬지 않고 일을 하게 됩니다. 그러다 보니 아침에 일어나도 피곤함을 느끼고 밥맛이 없어 아침을 거르게 됩니다. 출근해서는 달콤한 커피 한 잔으로 아침을 때우고 점심때가 되어 배고프니 맛있는 것을 찾아다니며 사먹는 일을 반복하게 됩니다. 이런 생활 패턴은 자연의 법칙에 위배되는 것입니다. 우리 몸은 해가 뜨면 활동할 준비를 하지만 해가 지면 쉬면서 다음 날을 준비해야 합니다. 그런데 늦은 저녁 식사가 우리 몸이 회복할 기회를 빼앗아버리는 것입니다. 몸이 좋지 않고 피곤함을 자주 느낀다면 저녁 식사를 굶어보십시오. 다음 날 아침에 상쾌함을 느끼고 배 고픔을 느끼는데, 이때 먹는 아침 식사는 꿀맛이 될 것입니다. 이런 아침 식사는 우리 몸이 깨어나는 것을 도와주고 정상적인 일상생활의 리듬을 찾아줍니다.

특히 질병을 치유해야 할 환자라면 꼭 아침을 챙겨 먹고 저녁 식사를 거르는 하루 두 끼 식사를 권합니다. 저녁을 안 먹고 자려면 처음에는 배고픔을 느끼겠지만 아침 · 점심 식사에서 현미밥과 소금으로 충분한 식사를 천천히 꼭꼭 씹어 드셨다면 배고픔을 느끼지도 않고 편안히 잠자리에 들 수 있습니다. 그렇게 푹 자고 일어나야 우리 몸은 전날의 피로를 회복하고 다시 힘찬 하루를 맞을 수 있습니다. 이런 습관을 들이면 어떤 질병도 없이 건강한 생활을 누릴 수 있습니다. 실제로 역류성 식도염 또는 궤양성 대장염 같은 위장 장애를 가진 분들이나 만성 피로를 호소하는 분들이 저녁 식사를 하지 않는 습관을 들였을 때 빠른 회복을 보여줍니다. 우리가 휴식을 취하는 저녁 시간에는 우리 몸도 충분한 휴식이 필요합니다. 저녁 시간은 우리가 쉬어야 할 시간이어야 합니다.

진료실을 찾아오는 환자분들에게 이런 설명을 하고 나서 따라 하게 했을 때 처음에는 대부분의 환자들이 힘들어하지만 시간이 지나면서 익숙해집니다. 그리고 잠을 너무 잘 자서 그런지 아침이 상쾌하다는 이야기를 많은 분들이 합니다. 간단한 일이지만 실제로는 굉장히 어렵게 느껴지는 것이 하루 2식입니다. 물론 삼시 세끼 식사를 하면서도 별문제가 없다면 일부러 줄이지 않아도 됩니다. 그러나 몸에 문제가 생기고 불편한 증상이 생겼다면 한번 바꾸어보는 게 좋습니다.

최근에 하루 일식(一食)에 대한 책도 나와서 많은 관심을 끌기도 했는데 어떤 식사법이든 자신의 몸에 맞게 하는 것이 좋다고 생각합니다. 다만 몸에 문제가 생겼을 때에는 과도한 식사가 문제 될 수 있으므로 아침을 충분히 드시고 저녁은 금식하는 방법이 좋다는 말씀을 드리는 것입니다. 또 조심해야 하는 것이 늦은 시간의 야식입니다. 우리 몸을 가장 혹사시키는 것 중 하나가 늦은 저녁의 과한 식사와 그도 모자라 먹는 야식입니다. 항상 약간의 모자람이 넘치는 것보다

나은 게 우리 몸입니다. 처음 시도할 때 저녁 금식이 어렵고 배가 많이 고플 때에는 소금을 이용하면 좋습니다. 입에 소금을 물고 있으면 잠시 후 배고픔이 사라지면서 속이 편안해집니다. 그렇게 하루 이틀 적응하다 보면 어느새 익숙해집니다.

또 이런 식사 패턴을 익숙하게 하려면 점심 식사를 제대로 하는 것이 반드시 필요합니다. 현대인들은 점심을 사먹는 경우가 많은데 식당 음식에는 현미밥이 별로 없습니다. 그래서 환자분들에게는 점심 도시락으로 현미밥만이라도 싸 가지고 다니도록 조언합니다. 그렇게 점심 식사도 바꾸는 노력을 하는 환자들은 확실히 변화가 빨리 오는 것을 볼 수 있습니다. 병을 치유하기 위해서는 노력해야 합니다. 자기가 만든 병임에도 스스로 노력하지 않고 돈을 주고 뭔가 사먹거나 유명한 의사를 만나 해결하려 하면 질병은 우리 몸을 더욱 괴롭히는 형태로 발전하여 심한 경우 생명을 잃게 됩니다. 병을 치유하기 위해서는 스스로 노력해야 합니다. 그러면 어떤 병도 치유될 것입니다.

물을 일부러 먹지 말자

언제부턴가 하루 여덟 잔의 물을 마시는 것이 좋다고 하여 많은 사람들이 따라 하고 있습니다. 우리 몸에서 하루에 배설되거나 증발되는 수분의 양이 약 2리터이므로 이 정도의 물을 공급해주어야 한다면서 말입니다. 그런데 이렇게 수시로 물을 먹다 보면 여러 증상이 생깁니다.

첫째는 소화 기능의 약화입니다. 식사 전후에 물을 많이 마시면 소화액의 희석 현상으로 소화가 어려워집니다. 식사를 할 때에도 물이 많은 음식을 먹으면 입에서는 잘 넘어가고 금방 배가 부르지만 제대로 씹지 못했기 때문에 소화에 어려움을 겪고 금방 배가 고파옵니다. 그래서 식사할 때에는 될 수 있는 한 물을 멀리해야 합니다.

둘째로 물을 자주 마시면 소변을 많이 보게 됩니다. 어떤 분들은 소변 색깔이 맑아야 한다면서 물을 많이 마시기도 하는데 소변은 노란 것이 정상입니다. 소변에서 그냥 물이 빠져나오는 것이 아니라 노폐물만 빠져나오면 되는 것입니다. 우리 몸의 콩팥에서도 사구체를 통과했던 물과 노폐물이 소변이 될 때 물은 다시 체내로 흡수되어야 정상입니다. 게다가 물을 많이 마셔서 낮 시간뿐 아니라 밤에도 소변을 자주 보는 분들이 많습니다. 즉 야간뇨가 생기는 것인데요, 밤에 자다가 서너 번, 아니 그 이상을 소변 보기 위해 깬다면 숙면을 취할 수 없어 아침에 일어나도 피곤함을 느끼게 됩니다. 절대로 자다가 소변 보는 일이 생기면 안 됩니다. 그러기 위해서는 마시는 물을 줄여야 합니다. 또 물이 많은 음식, 즉 생채소나 생과일도 줄여야 합니다. 그러면서 소금 섭취를 늘려주면 우리 몸이 수분을 저장하는 능력이 좋아지면서 자다가 깨는 일이 없어집니다.

그런데 현대 사회에서는 거꾸로 소금을 못 먹게 하고 물만 잔뜩 먹으라고 하니 자다가 소변 보는 사람들이 늘고 있습니다. 그래서 어떤 신문 기사에서는 고혈압, 당뇨병보다 많은 것이 야간뇨로 나왔던 것도 기억 납니다. 지금 이 순간에도 밤에 소변 보는 분들은 당장 물을 줄이고 소금 섭취를 늘려보십시오. 그러면 자다 깨는 일이 없어질 것이고, 상쾌한 아침을 맞게 될 것입니다.

셋째로 물을 많이 마시면 몸이 차가워집니다. 예를 들어 냄비에 물을 끓일 때도 양동이의 물을 끓이려면 많은 열이 필요하겠지만 작은 냄비라면 약간의 열로도 물을 끓일 수 있습니다. 우리 몸에도 불필요한 물이 많으면 체온을 올리기 힘들어지고, 그 때문에 불필요한 물을 배출하기 위해 땀을 많이 내게 한다든지 설사를 만들기도 합니다. 밤에 자면서 식은땀을 흘리는 것도 같은 이유입니다. 몸이 차갑다고 생각되는 분들은 물부터 줄여보십시오. 그러면 좀 더 따뜻해지는 몸을 만나게 될 것입니다.

넷째로 물을 많이 마시면 지구력이 떨어집니다. 물은 우리 몸에서 세포 속으로 들어가야 활성화될 수 있습니다. 세포 바깥에 물이 잔뜩 있어도 세포 속으로 들어오지 못하면 에너지화되지 못합니다. 즉 세포 속에는 물이 없기 때문에 목마름을 느끼고 물을 많이 마시지만 실제로는 갈증이 해소되지 않는 것입니다. 실제로 한여름에 땀을 많이 흘리고 나서 갈증을 해소하기 위해 물을 많이 마셨는데 갈증 해소가 제대로 되지 않았던 경험이 있을 것입니다. 이때는 소금을 약간 먹으면 갈증이 해소되는데, 바로 이 소금이 세포 속으로 물을 넣어주는 기능을 하기 때문에 세포가 활성화되면서 갈증이 해소되는 것입니다. 물론 평소에 소금 섭취를 충분히 해주는 사람은 육체적인 일을 심하게 해도 갈증이 많이 나지 않습니다. 평상시 세포 속에 수분이 충분히 있기 때문이죠. 그래서 식사 때에 섭취하는 수분만으로도 하루를 살아가는 데 부족함이 없어 갈증을 느끼지 않게 되고 하루 종일 물 한 잔 마시지 않고도 살아가게 됩니다. 마라톤 같은 운동을 하는 사람들에게도 물을 많이 마시면 지구력이 떨어진다는 것은 널리 알려진 사실입니다.

다섯째로 몸에 안 좋은 음식을 먹고 나면 갈증이 심해집니다. 당뇨병 환자를 예로 들면 당뇨의 특징인 다갈(多渴), 다음(多飮), 다뇨(多

尿)가 생기는데 당뇨병 환자들은 어떤 음식을 좋아할까요? 주로 부드럽고 달콤한 음식을 좋아하는 경향이 있는데, 이런 음식을 먹고 나면 갈증이 생겨 물을 많이 마시게 되고 그래서 소변을 자주 보게 되는 것입니다. 즉 요즘 우리가 먹는 음식이 너무 달아지다 보니 당뇨병 환자들이 기하급수적으로 늘어가고 있을 뿐 아니라 물을 많이 마시는 사람들도 늘고 있는 것입니다.

새콤달콤한 음식이 대표적인 한국 음식이 되어가는 과정에서 물을 많이 먹는 것이 자연스러운 일이 되어버렸고, 그러다 보니 대사 질환이라 불리는 병들이 늘어난 것입니다. 심지어 전통 요리인 궁중 요리책의 레시피에도 설탕이 들어가 있으니 우리가 얼마나 달게 먹고 있는지를 알아야 합니다. 최근에는 설탕이 나쁘다는 인식이 퍼지면서 설탕 대용품인 올리고당이나 수크랄로스 등이 시판되고 있는데 이 또한 음식에 넣어서 먹을 필요가 없습니다. 이런 제품을 권하는 업체들에 속고 있는 것입니다.

전통적으로 우리 음식에서 단맛을 내는 데에는 소금이 사용되었습니다. 수박이 잘 안 익어 맛이 없을 때 소금을 뿌리면 좀 더 시원하고 달콤한 맛이 납니다. 토마토에도 소금을 찍어 먹으면 훨씬 달아지고, 감자도 소금과 같이 먹으면 더욱 달게 느껴집니다. 이렇게 먹으면 식자재 그 자체의 맛을 느끼게 되어 음식을 훨씬 맛있게 먹을 수 있습니다. 현대인들은 이런 입맛을 잃어버리고 있는 것입니다. 그래서 자꾸 물을 마시는 것이기도 합니다.

물을 많이 마셔야 한다고 주장하는 사람들은 물을 통해 노폐물을 제거해야 한다고 이야기하지만 우리 몸에서 노폐물은 지방의 형태로 존재합니다. 기름이 물에 녹지 않는 것처럼 물을 아무리 많이 먹는다 해도 우리 몸의 노폐물은 쉽게 제거되지 않습니다. 또한 몸에 생긴 노폐물을 제거하려고 노력하는 것이 아니라 노폐물이 적게 생기는 식사를 하는 것이 더 중요하다고 생각합니다. 그래서 올바른 식사를 통해 세포가 건강해지면 갈증도 없어져 물을 마시지 않고도 건강하게 살 수 있습니다.

찬물로 씻자

진료실을 찾아오는 환자 분들을 보면 대부분 몸이 차갑습니다. 어떤 분들은 한여름에도 전기장판을 켜놓아야 잠을 잘 수 있다고 합니다. 물론 겨울에는 너무 추워서 바깥 활동을 하기 힘들고, 차가운 곳에 가면 손가락 발가락이 저리고 아프기까지 하다고 합니다. 특히 아랫배가 차갑게 느껴지고 배를 만져보면 돌덩이 같은 것이 뭉쳐져서 잡히기도 합니다. 이 모든 증상은 몸이 차가워지면서 혈액순환이 되지 않아 나타나는 것들입니다.

앞에서도 말씀드렸듯이 우리 몸에서 열을 내는 중요한 부위가 바로 복부입니다. 배가 따뜻해야 하는데 질병이 있는 분들은 대부분 배가 차갑습니다. 그래서 몸에 열이 없는 것이지요. 이는 다시 한 번 강조하건대, 식습관이 잘못되어 생기는 것입니다. 또한 이런 분들이 가지고 있는 습관을 살펴보면 항상 따뜻한 곳을 좋아합니다. 세수를 하거나 샤워를 할 때 항상 따뜻한 물이 있어야 합니다. 이렇게 따뜻한 물을 쓰는 순간에는 몸이 편하지만 따뜻한 물은 몸에서 열을 빼앗아 갑니다.

몸이 차가운 사람들은 겨울철에 사우나 같은 곳에 가는 것을 좋아합니다. 그런데 생각해보면 사우나에 있을 때는 몸이 편해지고 혈액순환이 잘되는 것 같지만 그 속에서 항상 있을 수 없기에 사우나 밖으로 나왔을 때 몸이 떨리고 추워지는 것처럼 느껴집니다. 바로 따뜻한 곳에 있으면 몸 안에서 열을 만드는 것이 아니라 도리어 열을 배출시켰기 때문입니다.

반대로 겨울철에 춥기는 하지만 찬물로 샤워를 하고 나면 샤워할 당시에는 몸이 얼어붙는 것처럼 덜덜 떨리고 힘들어도 샤워를 마치고 밖으로 나오면 몸에서 열이 나 추운 것을 모릅니다. 우리 몸을 춥게 해줄 때 우리 몸속에서는 열을 만들고 보호하기 위해 노력하는 것이죠. 바로 이렇게 열을 내주는 일을 반복하면 몸이 따뜻해지고 그 열로 인해 혈액순환이 원활해집니다. 몸이 춥다고 창문 닫고 난방을 하면서 따뜻한 물만 사용하게 되면 분명 우리 몸은 더욱더 차가워지고, 그 결과로 여러 가지 증상과 함께 질병이 생깁니다. 저희 병원에 내원하는 분들에게 이런 설명을 드리고 나서 이제부터라도 찬물로 샤워하라고 권하면 대부분 어떻게 찬물로 할 수 있냐고 반문하면서 본인은 찬물에 조금이라도 닿으면 온몸이 얼어붙는다고 합니다.

그러나 이제까지의 잘못된 생활 습관으로 생긴 질병을 치유하고, 몸이 건강해지기 위해서는 찬물을 가까이해야 합니다. 처음에는 조금 힘들지만 자주 반복하면 익숙해집니다. 이런 일이 가능한 것은 물론 식습관을 바꾸었기 때문이기도 합니다. 올바른 식생활을 통해 몸에서 열을 낼 수 있는 상황이 되니 찬물로도 샤워할 수 있는 체력이 생기는 것이죠.

병원에 오는 분들은 많은 경우 체온이 낮아져 있습니다. 특히 궤양성 대장염 환자들은 모두 배가 차고 손발이 차갑습니다. 이분들은 추운 것을 끔찍이 싫어하는 경우가 많습니다. 하지만 좋은 식사를 하면서 몸이 따뜻해지면 차가운 물로 씻는 일이 가능해집니다. 궤양성 대장염을 6년 동안 앓고 지금은 뱀 같은 변을 하루에 한 번 보신다고 자랑하는 50대 남자분은 유난히 추웠던 지난겨울에도 하루도 빼먹지 않고 차가운 물로 샤워를 했다고 합니다. 아침에 잠에서 깨면 찬물 샤워가 기다려질 만큼 큰 기쁨이 되었다고 하면서 눈 쌓인 겨울 산에 올라 웃통을 벗고 하얀 눈을 맨살에 문지르며 짜릿한 쾌감에 즐거운 비명을 지를 만큼 몸이 따뜻해지고 체력이 강해졌습니다.

저 또한 마찬가지 경험을 가지고 있습니다. 물론 고등학교 때 난방이 되지 않는 2층 다락방에서 지내며 뜨끈뜨끈한 아랫목과는 거리가 먼 생활을 해오기도 했지만 겨울에 찬물로 씻는 것은 습관이 되지 않았었습니다. 하지만 몸에서 열을 내는 기전을 알고 나서 저 스스로 차가운 물로 씻기를 시도했습니다. 그 결과, 이제는 영하 10도를 한참 밑도는 아침에도 차가운 물로 씻는 것이 상쾌한 기분을 느끼게 합니다. 추운 겨울날 차가운 물로 씻고 나오면 온몸에 김이 모락모락 오르고, 살갗이 빨갛게 상기되어 있습니다. 체온을 떨어뜨리지 않기 위해 몸이 사력을 다해 가동하며 온몸으로 혈액을 순환시키는 것입니다. 이런 몸의 능력을 강화하는 것이야말로 혈액순환의 기본입니다.

그리고 차가운 물로 씻으면 우리 몸의 해독 작용이 왕성해집니다. 특히 약을 오랫동안 복용해왔던 환자분들이 약을 끊고 찬물로 샤워를 하고 나면 항상 하는 말씀이 있습니다. 본인은 잘 몰랐는데 샤워를 마친 뒤 욕실에 들어오는 가족이 약 냄새 같은 것이 난다고 이야기한다는 것입니다. 맞습니다. 찬물로 샤워를 하면서 혈액순환이 좋아져 온몸 구석구석 쌓여 있던 약 성분이 몸 밖으로 배출되어 나타나는 현상입니다. 항암제 같은 약을 썼던 환자들에게 더 잘 나타나곤 합니다. 1년 365일 내내 찬물로 샤워할 수 있게 몸을 단련해보십시오. 매일 아침이 상쾌해질 것이고 머리가 맑아지고 힘이 넘치는 하루를 보내게 될 것입니다.

창문을 열자

몸이 차가운 사람들은 찬 바람을 맞는 것도 무척 싫어합니다. 특히 비염 등이 있는 분들은 찬 바람 맞으면 바로 증상이 생기고 감기가 온다고 합니다. 그런데 이렇게 생기는 감기와 비염 증상은 찬 바람이 원인이 아닙니다. 제가 수차례 말씀드린 것처럼 우리 몸에서 생기는 증상은 나를 죽이려 하는 것이 아니라 나를 살리기 위해 일어나는 현상입니다. 그러므로 이런 증상이 나타났을 때에는 찬 바람을 막으려 할 게 아니라 내가 무엇을 잘못하고 있었는지를 살펴보아야 할 것입니다.

우리 몸은 자연의 변화에 적응하는 능력이 있습니다. 앞 장에서도 언급했듯이 몸을 차갑게 해주면 우리 몸은 열을 만들려고 노력함으로써 혈액순환에 도움이 된다고 했습니다. 그럼 차가운 바람을 맞게 되면 왜 감기 증상이나 비염이 심해질까요? 바로 차가운 바람이 코를 통해 들어올 때 코점막 세포들이 활성화되면서 염증 반응을 일으키는 것입니다. 염증 반응은 손상된 우리 몸이 회복하려 할 때 생기는 현상이니까요.

그럼에도 불구하고 이런 증상이 있던 분들은 비염 증상이 생기면 바로 창문을 닫고 염증을 완화시켜주는 약물을 쓰는데 주로 혈관을 수축시켜주는 약들입니다. 코점막 세포로 혈류를 증가시켜 염증이 일어났으므로 혈류를 방해하는 혈관을 수축시키는 약물을 쓰게 되면 잠시 염증이 완화되어 코가 뻥 뚫리는 효과가 나타납니다. 이런 과정을 자주 반복하다 보면 만성 비염이 되고, 항상 코가 답답한 사람이 되는 것입니다.

또한 이런 증상을 반복하는 사람들에게 큰 문제는 호흡기관에 문제가 생긴다는 것입니다. 바깥공기와 차단된 생활을 하면 비염 증상은 완화시킬 수 있을지 몰라도 폐에서 산소 호흡이 줄어듭니다. 따뜻한 사우나에 가면 몸은 편해지지만 호흡은 어떻습니까? 답답함을 느꼈을 것입니다. 반대로 추운 겨울날 밖에 나가면 온몸이 떨리고 힘들지만 가슴은 시원함을 느껴본 적이 있을 텐데요, 바로 폐가 확장되면서 산소 호흡이 좋아지기 때문에 생기는 현상입니다.

몸이 춥다고 또는 감기 든다고 이중창으로 된 아파트에서 바깥공기와 완전히 차단된 생활을 오래 하면 폐는 굳어버립니다. 폐가 굳으면 산소 공급에 문제가 생기고 산소가 제대로 공급되지 않으면 우리 몸의 세포가 일을 하지 못합니다. 그래서 체온도 올리지 못하고 혈액순환에 문제를 일으키면서 질병이 생길 수 있습니다. 산소 부족이 암의 원인이 된다는 주장은 벌써 오래전부터 있어왔습니다.

따라서 이제부터는 창문을 열어야 합니다. 특히 잠을 잘 때 창문이 조금이라도 열려 있어야 하는데 잠을 자는 동안 충분한 산소 공급이 이루어져야 하기 때문입니다. 몸은 보온이 되도록 이불을 덮지만 코끝에는 차가운 바람이 들어오도록 열어두어야 하는 것입니다. 한겨울에도 마찬가지입니다. 우리는 잘 느끼지 못하지만 하루 일과에서 수면은 꽤 많은 시간을 차지합니다. 이 시간 동안 우리 몸에 산소가 충분히 공급되어야 밤사이 망가진 부분을 복구하고 상쾌한 아침을 맞이할 수 있습니다.

암이나 중증 질환을 극복한 사람들의 인터뷰에 한결같이 나오는 것 중 하나가 도시 생활을 접고 산속으로 들어갔다는 이야기입니다. 산속으로 들어갔을 때 가장 득을 보는 것이 바로 산소 호흡입니다. 도시의 공기보다 훨씬 높은 농도의 산소를 들이마시면서 활동할 수 있게 하는 것이 병든 몸을 회복하고 건강하게 만드는 비결인 것입니다.

간암을 앓았지만 지금은 암세포가 있던 흔적만 남고 암이 사라졌다는 판정을 받은 환자분이 기억납니다. 저희 병원에서 식이에 대한 기본적인 정보를 익힌 뒤 곧장 강원도 산골로 내려가 새벽에는 추우나 더우나 방문을 활짝 열어 풍욕을 하고, 아침부터 산에 올라 물줄기가 폭포처럼 쏟아지는 바위에 앉아 책도 읽고 낮잠도 자고, 내려오는 길에 나뭇잎과 질경이, 민들레 잎을 따서 현미밥과 함께 식사하면서 그분은 간암을 이겨냈습니다. 복수가 차서 만삭의 임신부보다 더 배가 나왔다며 발끝이 보이지 않는다고 말씀하실 만큼 위급해 보이던 분이었지만 몸에서 필요한 것들을 조금씩 맞추어주면서 우리 몸이 치유해가도록 한, 용기 있는 분이었습니다. 그 비결 중에 시골의 맑은 공기도 한몫했을 것이라는 점은 의심할 여지가 없습니다.

처음 창문을 열고 찬 바람을 맞기 시작하면 비염 증상도 심해지고 감기 증상이 생길 수도 있습니다. 그러나 이런 변화가 나를 살리기 위해 생기는 것이라는 믿음으로 조금씩 적응해나가면 오랫동안 괴롭혀왔던 만성 비염이 어느새 사라지고 으슬으슬 추우면서 생겼던 몸살 또한 약 없이 이겨내면서 훨씬 가벼워진 몸과 머리를 대하게 됩니다.

지금까지는 이런 증상이 생기면 약을 먹으면서 치료해야 한다고 생각했지만 이제부터 이런 증상이 나를 건강하게 만들기 위해 도와주는 것이므로 한 알의 약도 먹지 않고 증상을 이겨내는 경험을 하고 나면 건강에 자신이 생길 것입니다. 바로 이렇게 우리 몸을 믿고 따르는 것이야말로 건강한 생활의 첫걸음입니다.

병 낫고 싶으면 건강해져라

저희 병원에 오는 분들은 온갖 병명(病名)을 가지고 옵니다. 고혈압, 당뇨병을 비롯해 대학병원에서 불치병이라는 진단을 받고 평생 약으로 조절해야 한다는 병들까지 다양합니다. 그래서 어떤 분들은 우리 병원의 전공이 무엇이냐고 묻기도 합니다. 큰 병원에서는 내과 · 외과 · 안과 · 피부과 등으로 나누고 내과의 경우에는 심장 내과, 호흡기 내과, 신장 내과, 내분비 내과 등으로 세분화되어 있습니다. 이런 현상은 좀 더 전문적인 연구와 진료를 통해 질병을 극복할 수 있다는 생각 때문일 것입니다. 그러나 이렇게 세분화될수록 문제도 많이 나타납니다. 왜냐하면 우리 몸에서 질병이 생길 때 한곳에서만 국한되어 나타나는 것이 아니기 때문입니다.

흔히들 하는 말 중에 나는 체질적으로 간이 안 좋다, 우리 집안은 대대로 폐가 안 좋아서 이런 질병이 많다는 소리를 들을 수 있습니다. 전통 의학인 한의학에서도 이런 이야기를 많이 합니다. 그러나 우리 몸은 자동차 부품처럼 조립하여 만들어낸 것이 절대 아닙니다. 우리 몸은 손가락 발가락 끝에서 머리끝까지 하나로 만들어져 있습니다. 또 육체와 함께 정신 역시 하나로 연결된 유기체입니다. 그래서 스트레스를 받으면 육체에 증상이 생기기도 하고, 혈액에도 변화가 생기는 것입니다. 손가락 마디에 염증이 생기는 류머티즘 관절염의 경우에도 손가락 마디가 잘못되어 생기는 병이 아니라 평소의 생활 습관이 잘못되어 생기는 만성 염증성 질환인 것입니다. 궤양성 대장염의 경우에도 대장에만 문제가 생기는 것이 아닙니다. 그럼에도 불구하고 현대 의학은 궤양이 심해진 대장을 잘라내는 수술을 하고 치료된 것처럼 이야기합니다. 이는 분명 우리 몸을 잘못 이해했기 때문에 생기는 일입니다.

궤양성 대장염을 앓고 있는 환자들은 배와 손발이 차고 혈액순환이 되지 않습니다. 이런 환자들은 깊은 수면을 취하지 못하고, 여성분들의 경우 아이가 자꾸 자연 유산되는 어려움도 겪고, 대부분 피부 가려움을 겪습니다. 하지만 각각의 부분적인 불편함과 관련된 전문병원에 가면 자기 분야 외에는 관심이 없는 전문의가 그에 해당하는 약 외에 처방하지 않는 것이 현실입니다. 하지만 궤양성 대장염 증세가 좋아지면 몸도 따뜻해지고, 마음도 편안해집니다. 그런데 궤양성 대장염으로 불안이 깊어진 환자에게 정신과에서는 약을 처방해주며 "머리에 주는 영양제라 생각하고 부담 없이 먹으라"는 말을 하고, 그 약을 먹은 환자는 혈액검사에서 간 수치가 올라간 상황을 보입니다. 우리 몸은 기계의 부품으로 이루어져 있는 것이 아닙니다. 어떤 환자분은 고혈압을 치료하기 위해 현미 채식을 몇 달간 지속했습니다. 그러자 고혈압이 안정된 것은 물론, 10년이 넘도록 유명하다는 병원을 찾아다니며 별의별 방법을 다 써도 좋아지지 않던, 발뒤꿈치가 트고 갈라지던 고통도 해결되었습니다. 이것이 우리 몸입니다. 수년간 두통으로 고생하던 분들이 좋은 식사를 하면서 오랫동안 고질병으로 고생하던 변비가 해결되고 매일 쾌변을 보면서 두통이 사라지고 머리가 맑아지는 것은 흔한 일입니다.

우리 몸은 모든 부분이 서로 연결되어 순환되고 있습니다. 그래서 좋은 조건을 만들어주면 스스로 치유하는 능력이 있습니다. 현대 의학이 아무리 발달했다 해도 찢어지고 부러진 뼈를 다시 원상태로 돌리는 일은 내 몸이 하는 것이지 약이나 수술이 해주는 것은 아닙니다. 다만 원상태로 돌아올 때 제대로 모양을 잡기 위해 도와줄 뿐입니다. 우리 몸은 건강해지면 질병이 없어집니다. 아주 단순한 명제입니다. 그런데도 많은 의학 전문가들이 건강해지는 방법보다 치료를 해야 한다고 이야기합니다. 하지만 치료를 통해 우리 몸이 건강해질 수 있을까요? 그러다 보니 저희 병원에 오는 다양한 병명의 환자들에게 해주는 일은 딱 한 가지뿐입니다. 어떤 병명으로 오든 똑같은 방법을 사용하는 것이지요. 바로 건강해지는 올바른 생활 습관을 익히고 실천하게끔 하는 것입니다. 그러면 불치병, 난치병이라 불리는 질병들이 슬그머니 사라집니다. 참으로 놀라운 일이지요.

우리 몸에 고통스러운 증상이 생길 때 이 증상이 나를 살리기 위해 생겼다고 여기는 사람들은 별로 없을 것입니다. 이런 증상이 생겼을 때 빨리 없애지 않으면 죽을 수 있다고 생각하는 것이 대부분일 것입니다. 바로 질병에 대한 두려움이겠죠. 이런 두려움 때문에 동서고금을 막론하고 의사가 할 일들이 있었을 것이고요. 이제부터는 생각을 바꿔야 합니다. 우리 몸은 나를 살리기 위해 나에게 불편한 증상을 일으키는 것이고, 증상이 생겨야만 스스로 내 몸이 잘못된 방향으로 가고 있음을 깨닫게 될 것입니다.

만약 우리 몸이 잘못되어갈 때에도 우리 몸이 보내는 신호가 즐겁고 기분 좋은 것이라면 잘못되었다는 것을 깨달을 사람이 있을까요? 견디기 힘든 증상을 일으켜주어야 잘못되었다는 것을 알게 될 것이고, 바꾸기 위해 노력하고 조심할 것입니다. 그런 이유로 우리 몸은 질병을 만들어내는 것입니다. 그런데 이런 생리를 이해하지 못하는 현대 의학에선 불편감을 빨리 없애달라는 환자들의 요구에 맞추어 약물을 투여하고 수술로 조직을 잘라내는 일들을 하고 있습니다. 잠시 고통을 줄여줄 수 있을지는 모르지만 결국 더 심각한 증상을 만들어낼 것이고, 더 나아가 삶의 질이 떨어지면서 힘들게 생명을 유지해 나가게 됩니다.

내 몸에 견디기 힘든 증상뿐만 아니라 불편함이 나타났을 때에는 내 몸이 나에게 보내는 신호로 인식하고 올바른 생활 습관으로 바꾸려고 노력해야 합니다. 그러면 증상이 사라지고 전보다 더 건강한 나를 만나게 됩니다. 그래서 저희 병원에 오는 분들이 어떤 병명으로 오든 치유 프로그램은 한 가지뿐인 것입니다. 건강해지는 방법만 알 수 있다면 우리 몸에서 질병은 사라지기 때문에 병을 치료하려 하지 않고 건강해지기 위해 노력하는 것입니다. 그러면 병은 어느새 없어집니다.

약을 끊자

약은 우리에게 이로움과 고마움보다 건강해지는 일에 오히려 방해될 수 있다는 사실을 깨닫는 과정은 의사인 저에게도 난감하고 당황스럽고 두렵기도 한 시간이었습니다. 많은 약을 복용하는 입원 환자에게 식사를 바꾸게 하고 이제는 약을 끊어야 한다는 이야기를 처음 했던 때가 기억납니다. 책을 통해 확신을 얻기는 했지만 약을 끊게 하면 어떤 변화가 올지 아직 경험하지 못한 시기였으니까요. 그래서 복용하고 있는 약들의 리스트를 보고 하나씩 줄여가며 변화를 관찰해보았습니다. 만약에라도 환자에게 문제가 생기면 모든 책임은 담당 의사였던 저에게 있기 때문에 상당히 조심스러웠고 두렵기까지 했습니다.

한데 이게 웬일입니까? 약을 끊으면 뭔가 안 좋은 일들이 생기면서 환자가 힘들어할 것 같았는데 약을 줄여나갈수록 원기를 회복하고 힘이 생기는 것을 볼 수 있었습니다. 아, 이게 무슨 일입니까? 한 사람에게만 일어난 일이 아니라 이 사람도 저 환자도 모두에게 똑같은 일들이 생기는 것이었습니다. '아! 정말 내가 사람의 몸을 모르면서 이제까지 약을 처방해왔구나' 하는 자괴감이 들었습니다. 하루의 일정 시간에 좀 더 많은 환자를 보기 위해 환자들로부터 불편한 증상만 듣고 정답이 정해진 답안지처럼 반복적으로 처방해왔던 일들과 고혈압, 당뇨병 같은 병들은 평생 약을 먹어야 한다는 잘못된 신념으로 환자들의 얼굴도 한 번 쳐다보지 않고 반복 처방해왔던 일들이 떠올랐습니다. 이제부터라도 환자들에게 정확한 사실을 알려주고, 그분들이 건강을 되찾는 데 도움이 되는 의사가 되기로 결심한 것입니다.

그래서 진료실에서 직업을 묻고, 가족 관계도 묻고, 하루를 어떻게 보내는지에 대한 질문을 하게 됩니다. 그리고 무엇을 주로 먹는지도 저로선 궁금한 내용입니다. 들어오는 환자의 안색을 살피고, 동행한 보호자와의 관계와 분위기도 제게는 중요한 진료의 한 부분이 됩니다. 이렇게 저마다 처한 상황에 따라 적절하게 약을 줄이고 결국 약을 끊을 수 있도록 방법과 대안을 찾아가는 과정이 제가 선택한 치료 방법입니다.

이렇게 환자 스스로 생활을 돌아보고 습관을 교정하면서, 병을 만든 것도 그 병을 치료하는 것도 자신이 주체가 되어야 한다는 사실을 인식하고 실천하는 과정에서 약으로부터 자유를 찾고 몸 상태가 좋아지는 결과를 만들어내게 되었습니다. 이런 일상에서 더욱 놀라운 일들이 매일같이 벌어졌습니다. 고혈압 약과 당뇨병 약을 끊고 인슐린을 끊은 환자분들이 여기저기에서 불치병, 난치병으로 고생하고 있는 환자들을 모셔오는 것입니다. 그러다 보니 온갖 질병을 앓는 환자들을 만날 수 있었는데 하나같이 똑같은 것은 바로 그들이 살기 위해 먹고 있는 약물이 질병으로부터 우리 몸이 회복되는 것을 막고 있다는 사실이었습니다. 증상이 심해지면 다들 큰 병원으로 가서 좀 더 정확한 값비싼 검사를 받고 진단명을 받아 들게 되면 그때부터 본격적인 약물 투여가 시작됩니다. 진짜 질병의 원인이 무엇인지도 모른 채 말입니다.

우리가 살기 위해 꼭 필요한 약이 있을까요? 저는 단 한 가지도 없다고 자신 있게 말씀드립니다. 우리 몸은 스스로 증상을 일으키고 스스로 치유하는 능력이 있다는 것을 믿고 따르는 것이 선행될 때, 단 한 알의 약이라도 체내에 들어오는 것을 거부하게 될 것이고 그래야 건강해집니다. 이 책을 읽고 있는 독자들 중에도 많은 약을 복용하는 분들이 분명 있을 것입니다. 하지만 앞에서 설명했던 자가면역질환이라 불리는 병들의 경우처럼 약의 복용이 만성 질환으로 발전하여 우리 몸을 괴롭히고 있다는 분명한 사실만 보더라도 하루빨리 약을 끊어야 합니다.

그러기 위해서는 질병에 대한 두려움부터 없애야 합니다. 질병은 나를 죽이는 것이 아니므로 질병이 생겼을 때 병원에 반드시 가야 할 필요도 없고 약을 먹어야 할 일들도 없어지는 것입니다. 그러나 대부분 몸에 불편한 증상이 생겨 병원에 가면 이런저런 약을 처방해주면서 꼭 챙겨 먹어야 한다는 소리를 합니다. 더 나아가 약을 안 먹으면 큰 문제가 생길 수 있다는 설명도 따라붙습니다. 결국 몸이 나빠질 수 있다는 불안감이 증폭되면서 자신도 모르게 환자가 되고 마는 것입니다. 인간이 갖고 있는 원초적인 불안감은 죽음에 대한 공포인데 이런 불안감을 배가시키는 것입니다. 누구나 태어나면 죽게 되어 있는데 병원에서 주는 약들은 이런 죽음마저도 비켜가게 하는 것처럼 이야기되는 경우가 많습니다. 하지만 꼭 먹어야 살 수 있는 약은 없습니다. 체력이 다하여 맞게 되는 죽음을 미룰 수 있는 약이 없기 때문입니다. 따라서 불편한 증상에 대해 약을 선택하기보다 체력을 늘리려고 노력하는 것이 훨씬 바람직한 선택일 것입니다.

질병에는 분명한 원인이 있습니다. 그리고 그 원인을 제공한 것은 자기 자신입니다. 내가 만든 질병을 누가 고쳐야 하겠습니까? 나 외에는 그 누구도 어떤 물질도 질병을 치유할 수 없습니다. 분명한 것은 불치병은 없다는 사실입니다. 불치의 습관이 있을 뿐입니다.

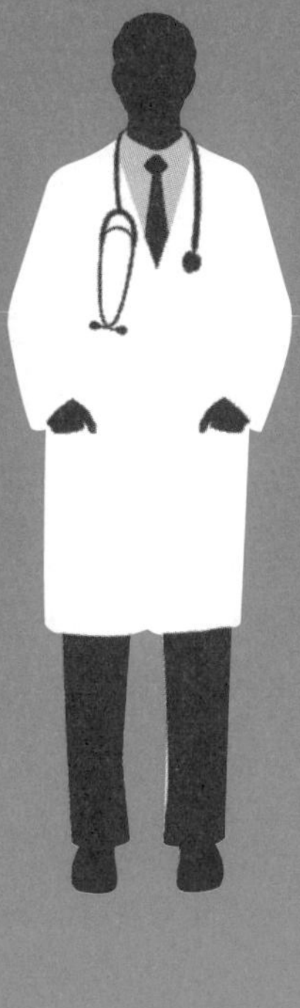

제4장

만성 염증성 질환을 극복한 사람들

20년 동안 괴롭혀온 아토피

공익근무 요원으로 복무 중인 짧은 머리의 청년이 진료실을 찾아왔습니다. 돌 지나면서부터 시작된 아토피가 스물한 살인 지금까지 낫지 않고 더 심해져서 약을 먹고 바르기도 하면서 지내왔다는 것입니다. 심지어 아토피가 너무 심해 군대도 공익으로 근무하게 되었다고 했습니다. 얼굴 가장자리에서 목과 팔꿈치, 손목, 무릎 뒷부분과 발목 아래 부분이 유독 심한 상태였고, 186센티미터 정도의 큰 키였으며 병원에 오기 전에는 몸무게가 115킬로그램이었는데 식사 조절과 운동을 병행하여 현재 체중은 85킬로그램 정도로 줄였다고 했습니다.

아토피의 기본 원리는 우리 몸의 해독 과정에서 찾아야 합니다. 우리는 어머니 배 속에서 나와 성장하면서 살아가기 위해서는 먹고 마시고 호흡해야 하는데, 이런 과정을 통해 에너지를 만들고 나면 필연적으로 노폐물이 생성됩니다. 이것을 배출하는 과정이 해독입니다. 해독하는 대표적인 기관들은 장에서 대변으로, 신장에서 소변으로, 간에서 담즙으로, 폐에서 호흡으로, 피부에서 배설하게 되는 것들이라고 할 수 있습니다. 그런데 이런 기관들의 능력이 사람의 얼굴이 다르듯 서로 차이가 나다 보니 어떤 사람은 간에서부터 어떤 사람은 폐에서부터 질병이 생기는 것이라고 할 수 있습니다.

아토피는 주로 어릴 때 폐와 간, 신장 같은 기관들이 성숙치 못했을 때 가장 큰 해독 기관이라 할 수 있는 피부로 해독하는 과정에서 비롯됩니다. 그래서 아토피가 심하지 않던 옛날에 어른들은 얼굴이 울긋불긋한 아기 얼굴을 보며 "흙을 밟으면 낫는다"고 표현한 것입니다. 즉 자라면서 다른 해독 기관들이 제 기능을 할 수 있게 되면 좋아진다는 뜻이었겠지요. 하지만 오늘날에는 아토피로 고생하는 사람들이 너무 많아지고 있습니다. 아이들뿐만 아니라 성인들도 아토피 증세로 개인적인 불편함을 넘어서서 사회생활을 하는 것조차 힘들 만큼 심한 사람들이 많습니다. 왜냐하면 지금 우리가 먹고 있는 음식들이 지나치게 우리 몸의 해독 기관을 혹사시키는 것들이기 때문입니다.

음식들이 들어오면 우리 몸에서는 노폐물이 만들어지는데 이것이 해독되면서 아토피 증상을 만듭니다. 특히 골고루 영양 있게 이유식을 만들어야 한다는 생각을 가진 어머니들이 고기, 생선, 우유, 달걀이 들어 있는 이유식을 만들어 먹일 때 더 심해지는 것이 아토피입니다. 진료실을 찾아온 청년 역시 어릴 적부터 육식을 좋아하고, 우유를 많이 먹어왔고, 설탕이 들어 있는 음료수를 습관적으로 마셔왔습니다. 우리 병원에 와서 해독 치료와 함께 식이 조절을 하면서 혈액검사를 해보니 아래 표와 같이 변하는 것을 볼 수 있었습니다.

혈액검사 결과의 변화

검사 항목/날짜	5월 31일	6월 20일	7월 7일	7월 25일	기준치
총 단백질(g/dl)	8.6(H)	7.8	-	-	6.0~8.5
총 빌리루빈(mg/dl)	1.6(H)	1.5	0.8	-	0.2~1.5
간 효소 수치(AST)	61(H)	48(H)	31	-	0~40
림프구(%)	23.0(L)	24.5(L)	24.7(L)	27.4(L)	35~45

※기준치보다 높은 경우 (H)로, 낮은 경우 (L)로 표시됨.

위의 표를 보면 첫 방문 때 혈액 속에 비정상적으로 많아진 단백질 수치를 볼 수 있습니다. 과도한 단백질 섭취가 원인으로 보이며, 동물성 단백질 섭취를 제한하자 곧바로 정상적인 수치로 돌아오는 것을 보여줍니다. 특이한 점은 담즙 성분이 혈액으로 역류하여 황달 수치라 할 수 있는 빌리루빈이 혈액 속에 많이 있었고, 간 효소 수치인 AST도 높아져 있었습니다. 이것은 간에서 처리하는 노폐물이 많아져서 간 손상이 있었다고 보입니다. 이는 그동안 사용했던 약물에 의해 손상되었을 것이라고 추측되는 부분입니다.

특히 설탕 같은 정제당의 섭취가 간 손상을 일으켰을 것으로 유추됩니다. 최근 병원을 찾아오는 젊은 사람들에게서 간 수치가 높고 지방간과 간경화 증상을 보이는 경우가 많은데, 지나친 당분 섭취가 원인인 경우가 대부분입니다. 이를 막기 위해서는 좋은 소금의 섭취가 필수적으로 병행되어야 합니다. 소금기 많은 음식을 먹으면 소화가 좋아지고 에너지가 충만해져 혈당을 빨리 높이는 정제당 섭취가 상대적으로 줄어듭니다. 그래야만 간 손상을 막을 수 있게 되는 것입니다.

또한 혈액검사상에서 다른 수치와는 반대로 림프구가 줄어든 것을 발견할 수 있었습니다. 이는 아토피에 사용되는 약물의 주성분 중 하나가 스테로이드 계열의 약물인데, 이런 약물들은 교감신경을 자극하여 과립구를 증가시키면서 반대로 림프구를 억제합니다. 이 환자의 혈액검사상에서 백혈구 백분율을 보면 림프구가 조금 떨어진 것을 볼 수 있었고, 치료하면서 점차 증가하는 모습을 보여주었습니다.

철저하게 현미밥과 채식 반찬으로 식사를 하고 천일염으로 간을 해서 먹기 시작하자 몸이 가벼워지고 변이 좋아지면서 숙면을 취하는 변화가 생겼습니다. 그러면서 몸의 중심부에서부터 아토피의 흔적이 없어지기 시작했고 팔 부위도 손가락 끝 부분만 남으면서 팔꿈치가 부드러워지고 무릎 뒤와 아랫다리가 깨끗해지는 변화도 생겼습니다. 물론 그동안 증상이 생기면 듬뿍듬뿍 바르던 연고도 완전히 끊고, 먹는 약도 없는데 아토피 증상이 점차 사라지는 것이었습니다.

약 두 달간의 식생활 교정과 해독 치료를 병행하면서 하얀 각질로 뒤덮여 있던 얼굴이 제 나이 또래의 젊은이 모습으로 변하는 것을 지켜보며 함께 즐거워했던 기억이 있습니다. '아토피'라는 병명이 갖고 있는 뜻은 '원인 모르는 병'인데, 원인 없는 질병은 있을 수 없습니다. 우리 몸이 건강해지려는 노력이 나를 힘들게 하는 증상으로 나타나는 자연적인 현상이라고 믿는다면 생활 습관을 고치는 것이야말로 '원인 모르는 병'을 치유하는 유일한 방법입니다.

통증으로 잠 못 이루는 류머티즘 관절염

앳된 얼굴의 여학생이 어머니와 함께 진료실을 찾아왔습니다. 중학교 2학년이었는데, 174센티미터 정도의 큰 키였지만 얼굴은 천진난만한 표정을 짓는 귀여운 아이였습니다. 그러나 찾아온 이유를 묻고 나서 내심 놀랐습니다. 1년여 전부터 팔다리가 아파서 운동도 못할 정도가 되어 병원에 갔다가 류머티즘 관절염이라는 판정을 받아 약을 먹어왔다고 합니다. 그러면서 최근에는 위경련이 심해져서 증상이 올 때에는 실신하기도 한다는 것입니다. 그러다 보니 학교도 자주 결석하게 되고, 공부는 하고 싶은데 집중하기가 힘들다면서 건강을 찾을 방법을 알려달라며 호소했습니다. 이런 증상을 이야기하면서 어머니와 딸이 동시에 울기 시작하는데 그 고통은 누구도 알 수 없을 것이라는 생각이 들었습니다.

좀 더 자세한 이야기를 듣기 위해 그간의 과정을 물었습니다. 아기 때부터 아토피가 있어왔고 천식까지 생겨 증세가 있을 때마다 약을 복용하고 있었습니다. 그리고 심장과 비장이 부어 있는 게 원인이라고 말하는 한의원에서 처방해준 한약도 먹어왔다고 합니다. 그 외에 자주 어지럽다고 해서 빈혈약도 먹어왔고, 각종 건강 보조 식품도 함께 복용해왔지만 체력은 자꾸 고갈되고 통증도 심해진다고 했습니다. 어린 나이에 벌써 노인들에게 많이 나타나는 퇴행성 질환으로 알고 있는, 평생 약으로 조절해야 한다고 하는 질병을 가지게 된 것입니다. 그러니 질병을 앓는 환자뿐만 아니라 그 보호자인 어머니도 괴로웠던 것이죠. 그러나 두 모녀는 포기하지 않고 올바른 정보를 찾아 저희 병원까지 오게 된 것입니다. 이제부터 무엇이 잘못되었는지 찾아보고, 그것을 바꾸면 건강을 되찾을 수 있다고 위로했습니다.

만성 통증의 대표적인 질병은 아마 류머티즘 관절염 때문에 겪는 통증일 것입니다. 류머티즘 관절염은 아침에 일어나면 손가락이 뻣뻣해지고 움직이려 하면 통증이 몰려옵니다. 한참 움직이면 조금 나아지는 듯하지만 밤에 자려고 누우면 관절 마디마디가 쑤시고 아파서 잠을 설치는 병입니다. 그런데 이런 류머티즘 관절염으로 내원하는 환자들을 문진해보면 관절염 증상으로 진단받고 약을 먹기 시작할 무렵 상당히 힘든 스트레스 상태였다는 것을 알 수 있습니다. 즉 밤잠을 설쳐가며 고민해야 했던 시간을 보내면서 병이 생긴 경우가 많습니다. 공통적으로 이런 현상이 나타나는 이유는 스트레스 반응과 관련 있다고 생각됩니다. 화가 나고 신경 쓰는 일이 많이 생기면 우리 몸의 혈액은 머리로 집중됩니다. 이럴 때 손과 발은 차가워지고 배도 차가워지면서 소화가 안 되었던 경험이 누구에게나 있을 것입니다. 손가락이 차가워졌다는 것은 손가락 근육을 움직일 때 필요한 혈액을 제대로 확보하지 못했다는 뜻입니다. 그래서 손가락을 움직이려 할 때 손가락으로 혈류를 증가시키려는 염증 반응이 시작됩니다. 즉 붓고 화끈거리면서 아픈 반응을 일으키는 것입니다. 그것이 류머티즘 관절염이라 부르는 질병의 원리입니다.

그럼에도 기존의 의학은 내 몸의 항체가 비정상적으로 관절을 공격하여 생기는 염증 반응으로 이해하고 소염진통제와 함께 면역 작용을 억누르기 위해 메토트렉세이트(MTX)라는 약물을 처방합니다. 이 약은 항암제로 개발된 약물인데, "강한 약물이니 일주일에 한 번 정도 복용하라"는 처방 지침을 주면서 말입니다. 이런 약을 먹으면 처음엔 통증이 감소하는 것 같지만 근본적인 치료는 되지 못합니다. 결국 우리 몸의 혈액순환이 회복되지 못하므로 다시 손가락을 움직이고 발가락을 움직이면 혈류가 증가해 통증이 재발합니다. 그 결과 만성 통증으로 진행됩니다. 이런 통증은 아주 끔찍한 강도로 더 커지는 경우가 종종 있습니다. 때문에 류머티즘으로 인한 통증은 통증으로 끝나는 것이 아니라 본인과 가족의 삶에도 영향을 미칩니다. 심지어 통증 때문에 스스로 삶을 마감하는 일까지 생기는 것입니다. 오랫동안 이렇게 독한 약물에 노출되면 우리의 위장을 비롯한 모든 장기들이 망가질 수밖에 없고, 몸과 마음이 폐허가 되는 것은 너무나 자명한 사실입니다.

다시 한 번 강조하지만 통증에 대한 이해를 다시 해야 합니다. 정말 강조하고 싶은 것은 절대로 우리 몸은 자기 몸을 망가뜨리기 위해 면역 반응을 일으키는 것이 아니라는 점입니다. 우리에게는 고통스러운 과정이라 느끼지만, 통증은 내 몸의 잘못된 곳을 치유하기 위해 증상을 일으킨다는 사실을 명심해야 합니다. 그러므로 우리의 몸이 살기 위해 처절하게 온 힘을 다하여 노력하는 이런 반응을 억누르는 약은 더 큰 통증을 유발하게 됩니다. 우리 몸의 반응에 대한 긍정적인 이해를 바탕으로 약에 대한 의존에서 벗어나야 합니다. 자신을 정신적으로 힘들게 하는 문제들을 여유 있게 바라볼 필요가 있습니다. 또한 혈액순환을 원활히 할 수 있도록 식생활을 개선하고 생활 습관을 바꾸면 5년, 10년씩 약을 먹어도 낫지 않던 통증이 사라지고 힘이 생깁니다.

여학생에게도 이런 원리를 이해시키고 식생활 개선을 시작했습니다. 우선 동물성 단백질 섭취를 금했습니다. 특히 하루에 1리터씩 물처럼 마시던 우유를 입에 대지 않게 했습니다. 아침에 일어나서 먹는 사과즙을 끊게 하고 싱겁게 먹던 반찬에 충분한 소금을 넣어서 먹게 하고 현미밥을 천천히 꼭꼭 씹어 먹게 하면서 학교 급식도 반찬은 먹되 밥은 꼭 현미밥을 싸 가지고 가서 먹게 했습니다. 점심에 급식으로 먹는 흰쌀은 오후 시간에 출출함을 느끼게 하고, 그래서 빵과 김밥 같은 간식거리를 찾게 되는 악순환을 만들어낸다고 이야기해주었습니다. 하지만 현미밥을 충분히 먹으면 필요 없게 될 테니 불량한 간식을 끊으라고 했습니다. 또 시간 날 때마다 소금을 중간중간 먹게 하자 입 마름이 사라지고 어지러움이 줄어들면서 체육 시간에 운동을 할 수 있게 변해갔습니다. 심한 몸살도 앓고, 검붉은 코피도 쏟으면서 몸의 면역이 살아나고 해독되는 과정을 거쳐 이제는 수업 시간에 집중해도 피곤하지 않아 읽고 싶던 책을 많이 볼 수 있다고, 그 큰 키로 아기처럼 펄쩍펄쩍 뛰며 환한 미소를 보여주어 저 또한 크게 웃었습니다. 처음에 아토피 흔적으로 각질이 일어났던 얼굴도 매끈해지고 혈색도 돌아 이젠 건강한 여학생의 모습을 갖게 된 것입니다.

류머티즘 관절염은 불치병이 아닙니다. 또한 자가면역질환도 아닙니다. 단지 혈류가 부족한 손가락 발가락 관절에서 혈류를 증가시키려는 노력을 했을 뿐이고, 문제를 개선해달라는 신호를 우리 몸이 보냈을 뿐입니다. 어떤 류머티즘 관절염 환자도 생활 습관을 개선하면 한 알의 약도 먹지 않고 증상을 개선할 수 있으며 더욱 건강해질 수 있게 됩니다.

진물이 줄줄 흘러내리는 천포창

현미 채식을 고집하고 환자들에게 처방하며 끊임없이 설득하는 이유는 물론 여러 가지가 있지만 무엇보다 가장 큰 이유는, 올바른 식사 처방을 통해 환자들이 빠른 속도로 건강을 되찾고 활기 넘치는 생활로 돌아가는 감동과 기쁨을 느낄 수 있는, 가장 빠르고 효과적이며 부작용 없이 안전한 치료 방법이기 때문입니다.

작년 10월에 40대 후반의 여자분이 진료실을 찾아왔습니다. 13년 전부터 온몸의 피부에 물집이 잡혔다가 터지면서 진물이 줄줄 흘러내리고, 상처가 아물 때는 너무 가려워서 잠을 자기 힘든 증상 때문에 온 것입니다. 병명도 흔치 않은 천포창(天疱瘡)이라고 했습니다. 우리 병원 진료실을 방문하기 전까지 이 질병을 치료하기 위해 안 해 본 것이 없다고 했습니다. 처음 발병했을 때에는 인근 피부과에서 약을 받아먹으면 증상이 나아지곤 했는데 시간이 지나자 약이 잘 듣지 않았습니다. 이후 대학병원에 가서 약을 처방받았는데 약에 들어 있는 스테로이드 제제로 인해 손가락 발가락에 혈액순환이 되지 않아 피부가 검게 변하더니 발가락이 감각을 잃어버렸습니다. 상황이 이렇게 악화되자 무속인을 불러 굿판도 여러 차례 벌여보고, 유명한 한의사에게 진료도 받아보고, 목에서 기름을 빼낸다는 치료도 받아보았다고 합니다. 최근에는 콜레스테롤을 녹여준다는 건강 보조 식품을 1500만원이나 들여 먹고 있다고 했습니다.

더 놀라운 사실은 이분의 가족력이었습니다. 이분의 아버지는 지방 학교의 교장 선생님으로 근무했는데 워낙 육식을 좋아했다고 합니다. 시골 학교 관사 마당에는 식용으로 쓰기 위해 예닐곱 마리의 개를 키웠고, 동료들과 술자리를 즐기는 아버지를 위해 어머니는 고기를 삶아 매일 먹을 수 있게 준비하는 것이 주된 일이었다고 합니다. 그러다 보니 먹을 것이 없던 시절 나무뿌리나 열매 같은 것으로 간식을 하던 여느 아이들과 달리, 이분은 유년 시절에 밖에서 놀다 출출하면 상에 놓여 있던 삶은 고기를 새우젓에 쿡 찍어 먹고 나가 놀면서 성장했다고 합니다.

이분의 가족들 중 아버지는 60대 초반에 가족들이 명절을 쇠기 위해 육지로 먼저 나간 후 섬 학교 관사에 혼자 남아 저녁 식사를 준비하려고 좋아하는 고기를 냉장고에서 꺼내다가 심장마비로 그 자리에서 돌아가셨습니다. 그리고 어머니는 당뇨가 30년 되어 여러 가지 합병증으로 고생하고 있었습니다. 오빠는 50대 초반에 위암으로 벌써 돌아가셨고, 본인은 13년 동안 천포창이라는 난치병으로 힘들게 살고 있었으며, 남동생 또한 건강에 이상이 있어 정상적인 사회활동을 하기가 어려운 상태였습니다. 이런 이야기를 듣고 나니 유복한 생활로 풍족하게 먹을 수 있다는 게 꼭 축복이 아닐 수 있다는 생각이 들었습니다. 이분이 앓고 있는 천포창이라는 질병은 몸속에 쌓여 있는 노폐물이 원인으로, 이것을 배출하려 할 때 생기는 현상이니 생활 습관을 바꾸어야 한다고 말씀드렸습니다. 그리고 매일매일 식사 일기를 쓰게 했습니다. 또 이런 노폐물을 많이 만드는 음식은 주로 고기, 생선, 우유 등의 동물성 식사에서 생기므로 철저히 식물성 식생활로 바꿀 것을 주문하고 변화를 지켜보았습니다. 물론 주식은 현미밥을 먹으면서 현미와 기타 통곡류로 만든 볶은 곡식도 권장했습니다.

처음에는 약을 끊자 반발 현상이 나타나 증상이 더 심해졌습니다. 물집이 온몸에 예전보다 더 크게 생기고 이 수포가 터지면서 진물이 피부를 타고 뚝뚝 떨어졌습니다. 또 피부가 아물면서 너무 가려워 밤에 잠을 못 자고 꼬박 새우기 일쑤였습니다. 며칠이 지나자 드디어 가슴과 등 쪽부터 더 이상 수포가 생기지 않았고 팔다리에만 남아 있게 되었습니다. 가려움도 조금씩 나아지면서 잠을 잘 수 있었습니다. 병원에 오기 시작한 지 3주 정도 지나자 새살이 나와서 모든 것이 좋아지고 있었습니다. 하지만 사업 때문에 사람들과 어울리다 보니 밖에서 식사를 하고 나면 어김없이 다음 날 증상이 다시 생기곤 했습니다. 그럴 때마다 전에 무엇을 먹었는지 식사 일기를 들여다보고 지적하기를 여러 번 반복하고 나서야 식물성 위주로 식사를 하게 되었고,

이제는 약간의 증상은 남아 있지만 약이나 건강 보조 식품 하나 먹지 않고도 살아갈 수 있게 몸이 변했습니다. 그토록 소원하던, 여름에 반팔 옷을 입을 수 있게 된 것입니다.

자신의 몸이 변하는 것을 체험한 뒤 당뇨 합병증으로 고생하는 어머님도 병원에 모시고 왔는데 어머님 말씀이 '움직이는 종합병원'이라고 할 만큼 많은 종류의 약을 복용하고 계셨습니다. 딸과 똑같이 식습관을 바꾸고 나서 징글징글하다던 인슐린을 끊고 안과 약과 심장 약, 신경과 약까지 모두 중단할 수 있게 되었습니다. 이 어머님은 오늘도 유쾌하게 복지관에서 댄스를 추고 계신다고 합니다.

이분 말씀이, 대학병원에 가면 10년 동안 천포창을 앓으면서 자살 안 하고 살아 있는 것이 기적이라 했다고 합니다. 하지만 그것은 기적이 아닙니다. 이렇게 오랫동안 혹사시킨 몸도 좋은 음식을 먹고 건강한 생활 습관으로 돌아가면 놀라운 속도로 정상을 되찾는 것이야말로 우리 몸의 놀라운 힘이고 기적입니다.

위험한 심장 수술을 반복하는 베체트병

초등학교 동창생의 전화를 받았습니다. 미국에 이민 갔다가 건강이 좋지 않아 귀국하여 입원 치료 중이라기에 병명을 물어보니 베체트병이라고 했습니다. 8년 전에 심장 수술을 했고, 지금은 수술한 부위가 악화돼서 재수술해야 하는데 몸 상태가 전반적으로 좋지 않은 까닭에 면역력을 높이고 염증 수치가 좀 좋아지는 상황을 봐서 수술하자고 했다는 것입니다. 저는 친구에게 혼자 걸을 수 있고, 혼자 먹을 수 있으면 한번 병원으로 찾아오라고 했습니다. 그로부터 한 달 뒤 친구와 부인이 함께 진료실로 찾아왔습니다. 병원에서 퇴원하자마자 오는 길이라고 했습니다.

주 증상은 조금만 움직여도 다리가 아프고 숨쉬기가 힘들어지는 것이었습니다. 귀국하기 전에 테니스를 조금 무리하게 한 적이 있었는데 그 후 증상이 악화되었고 매일 열이 올라 타이레놀을 먹어도 잠시 떨어질 뿐이었습니다. 미국 사람들이 슈퍼에서 많이 사먹는 테라플루라는 약도 먹어봤지만 증상이 호전되지 않고 도저히 견딜 수가 없어서 귀국을 결심하게 되었다고 합니다. 비행기 안에서도 계속 열이 올라 약을 먹으면 처음에는 여섯 시간 정도 버틸 수 있었던 것이 다음에는 네 시간, 그다음에는 약을 먹어도 열이 내리지 않았다고 합니다. 그래서 귀국하자마자 대학병원에 입원하여 이런저런 검사를 했는데 다시 수술하는 방법밖에 없다는 이야기를 들었다고 합니다. 하지만 몸 상태가 좋지 않아 지금까지 수술을 하지 못하게 된 것이었습니다. 그러던 중에 같은 초등학교 동창생으로부터 제 이야기를 듣고 연락하게 되었다고 합니다.

좀 더 자세한 병력을 들어보니 어릴 적에 두드러기가 심해서 약을 많이 먹은 경험이 있었습니다. 수술하게 된 계기는 이랬습니다. 어느 날 기침이 멎지 않아 동네 병원에서 감기로 알고 치료를 받았다고 합니다. 하지만 잘 낫지 않아 하루는 흉부 방사선 촬영을 했는데 이때 심장이 비정상적으로 비대해진 소견이 나와 큰 병원으로 가서 진찰을 받게 되었습니다. 이때쯤부터는 숨이 너무 차서 똑바로 누워 잠을 자기도 힘든 상황이었고, 입안에는 자주 반복되는 궤양이 있어서 이런 소견들을 종합하여 내린 진단이 베체트병과 대동맥 폐쇄부전증이었습니다. 그리고 개흉술을 하게 되었던 것입니다. 수술 후 2주쯤 지났을 때 새벽에 가슴이 뜨거워 깨어보니 수술 봉합 부위에서 피가 흘러 병실을 적실 정도여서 재수술을 응급으로 받았다고 했습니다. 처방받아 복용하는 약물을 보니 8년 전 수술한 뒤로 매일 항생제를 하루 세 번씩, 고혈압 약으로 아달라트 한 알, 아스피린으로 아스트릭스 한 알, 고지혈증 약으로 코자 반 알, 면역억제제로 아자프린 한 알, 통풍 치료제로 쓰이는 콜킨을 한 알씩 먹고 있었습니다.

그래서 이 친구에게 현미 채식을 기본으로, 싱겁게 먹던 습관을 버리고 소금을 가지고 다니며 수시로 먹게 하면서 현미밥과 반찬에도 소금 간을 해서 먹게 했습니다. 그리고 식사를 천천히 하도록 특별히 부탁했습니다. 그와 함께 복용하던 약을 저녁 약부터 중단케 하고 점차 끊게 했더니 2주 정도 지나자 안색이 돌아오고 숨소리가 편해지면서 이제는 낮은 산에서의 산책도 가능하고 정상적으로 활동하는데 지장이 없을 만큼 건강을 회복한 상태가 되었습니다.

처음 병원에 내원했을 때 살펴본 친구의 혈액검사 상태는 많은 부분이 위험해 보였습니다. 간 수치와 혈액 내 노폐물인 호모시스테인(homocysteine) 수치와 염증 수치(hs-CRP)가 상당히 높았고, 반대로 백혈구와 적혈구, 헤모글로빈(Hb) 수치는 낮은 모습을 보였는데 면역이 떨어진 환자의 전형이었습니다. 식사를 바꾼 지 2주가 지난 검사에서는 벌써 적혈구와 백혈구 수치가 정상 범위 안에 들어오기 시작했고, 높았던 수치들도 조금씩 떨어지는 변화를 보였습니다. 한 달 뒤에는 간 수치와 혈액 내 노폐물인 호모시스테인 수치가 정상이 되었습니다. 또 한 달 반 정도 지나자 처음 검사에서 10.8이던 헤모글로빈 수치가 11.8로 개선되고, 낮아질 줄 몰랐던 염증 수치는 아직 높기는 해도 2.4(mg/dl)에서 1.683(mg/dl)까지 떨어졌습니다.

그러나 바로 이때가 조심해야 할 시기입니다. 대부분의 젊은 환자들에게서 나타나는 현상이기도 한데, 안 좋았던 몸이 회복되기 시작하면 건강에 과신하여 무리한 일을 시도하는데 이때 다시 나빠질 수 있으므로 활동량을 점차 늘려가는 것에 무리하지 않도록 주의를 주었습니다.

오늘은 수술했던 병원에 가서 검사 결과를 보고 왔는데 처음보다 결과가 많이 좋아졌으니 좀 더 있다가 다시 수술하자는 이야기를 들었다고 합니다. 결정은 친구가 하는 것이겠지만, 그러나 생각해보면 몸이 회복되고 있는 상황에서 굳이 재수술할 필요가 있을까 하는 의문이 듭니다. 그래서 마음속 깊은 곳에서는 친구가 스스로 노력하여 서서히 좋아지고 있는 몸을 가지고 수술대에 다시 오르지 않기를 바라는 마음이 간절했습니다. 사실 좀 불편한 진실이기는 하지만, 의사는 사람들의 불안으로 먹고사는 직업인 것 같습니다. 우리 몸의 치유력에 대한 믿음을 가지지 못하고 죽음이라는 공포 때문에 두려워하는 사람들에게 잠시의 통증이나 불편감에 대해 원인이 무엇인지를 살피기보다는 빨리 벗어나고자 하는 조급함을 빌미로 의료 행위를 하고 있는 것은 아닌지 싶습니다. 수술하자는 의사는 수술만이 병든 몸을 고칠 수 있다고 생각할지 모르겠지만 환자의 상황에 대해 좀 더 생각하고 자연치유에 대해 권유했으면 하는 생각이 들면서 안타까워집니다.

하루에도 수십 번 화장실을 가야 하는 궤양성 대장염

젊은 청년이 허리가 아프다면서 진료실을 방문했습니다. 직장에서 무거운 물건을 들다가 허리를 다친 뒤 잘 낫지 않아 큰 병원에서 컴퓨터단층촬영(CT)도 해보았다는 것입니다. 혹시 다른 질병이 있는지 물었더니 2년 전부터 궤양성 대장염 때문에 약을 먹고 있고, 이 병으로 군대도 면제받았다는 이야기를 하며 불치병이어서 평생 약을 먹어야 하는 것으로 알고 있었습니다. 그 이야기를 듣고 나서 궤양성 대장염의 발병 원인은 생활 습관에 있으므로 노력해서 고치면 약을 끊을 수 있으니 부모님과 함께 내원하기를 권했습니다.

그리고 5일 뒤 어머니를 모시고 나타난 청년은 상당히 의심 어린 눈빛을 보이다가 제 이야기를 듣고 병원 프로그램에 동참하기로 결심했습니다. 그러면서 복용하고 있는 약을 한 움큼 보여주었습니다.

그나마 얼마 전까지만 해도 하루 세 번씩 복용했는데 지금은 두 번만 먹고 있다며 걱정스러운 얼굴로 어머님이 이야기했습니다. 덧붙여 하는 말씀이 이렇게 많은 약을 평생 먹어야 한다고 들었는데, 어떻게 하면 약을 끊을 수 있는지 가르쳐달라고 애원했습니다. 정말 청년 시절부터 이런 약들을 평생 먹고 살아야 한다는 이야기는 환자 본인뿐만 아니라 어머니에게도 크나큰 상심이었을 것입니다.

과민하거나 변비 때문에 장운동이 좋지 않은 사람들은 얼굴에 여드름이 심한 경우가 많은데 청년 역시 마찬가지였습니다. 그러나 식습관을 바꾸자 가장 먼저 얼굴에 잔뜩 피어난 여드름이 목 밑으로 내려가면서 얼굴이 깨끗해졌습니다. 하지만 가슴과 등 부위에 여드름이 나면서 가렵다고 호소했습니다. 저는 이런 반응은 노폐물이 빠져나가면서 생기는 현상이라고 알려준 뒤 점차 좋아질 것이라고 이야기했습니다. 프로그램을 시작하고 2주 정도 지나자 약을 끊게 되었고 대변이 잘 나오고 몸이 편안해지니 병원에 올 때마다 표정이 바뀌기 시작했습니다.

더불어 아들을 위해 집 안의 식단을 바꾸면서 어머님도 체중이 줄고 머리가 맑아지면서 몸이 좋아지는 것을 느낀다고 말씀하셨습니다. 프로그램 마지막 날 이런저런 검사 결과를 본 뒤 청년의 어머니가 "이제 우리 아들 장가도 갈 수 있겠다"고 웃으면서 말씀하셨습니다. 그 모습에 그동안 아들을 보며 노심초사 마음을 졸였을 어머니의 마음을 느낄 수 있었습니다. 세상의 어떤 어머니라도 이런 상황에서는 다 같은 마음이었을 것입니다. 정말 못 고치는 병이라 생각하고 절망적이었는데 이렇게 약도 끊고 활기를 되찾아 너무 좋아하는 두 모자를 보면서 다시 한 번 우리가 먹는 음식의 중요성을 되새겼습니다.

그 후 저희 병원에는 궤양성 대장염 환자분들이 많이 찾아왔습니다. 이 질병을 가진 환자들이 이렇게나 많은데 저 역시 깜짝 놀랐습니다. 의과대학 시절에는 궤양성 대장염 같은 병을 중시하지 않았습니다. 아마 그 시절에는 많지 않았던 질병이었기 때문일 것입니다만, 지금은 더 이상 희귀병이라 할 수 없을 정도로 널리 퍼져 있었습니다. 왜 그렇게 되었을까요? 우리의 유전자가 변해서 그럴까요? 대부분의 병원에서는 이 병을 진단하며 늘 하는 말이 유전적 요소가 있고 체질이 원래 그렇다는 이야기를 하면서 원인은 알 수 없다고 합니다. 그러나 이런 질병이 늘어가는 것은 분명 먹는 것과 관련 있음을 알 수 있습니다. 특히 소화를 담당하는 장(腸)에서 염증이 생기는 것은, 먹는 음식이 잘못되었기 때문에 장이 손상을 받게 되고 손상된 조직을 회복하기 위해 반응하는 것으로 보아야 합니다. 절대로 내 몸의 면역 체계가 미쳐서 장 세포를 공격하는 자가면역질환이 아니라는 이야기입니다.

우리가 오랜 기간 잘못된 생활 습관으로 인해 손상된 장 세포가 스스로 회복하기 위해 염증 반응을 일으키는 과정에서 장이 붓고 혈류가 증가하면서 통증을 유발하는 것입니다. 그래서 복통이 일어나는 것이죠. 이때 장이 붓다 보니 먹은 음식물을 통과시키기 어려워질 터이고, 그러다 보니 우리 몸은 스스로 상처를 내어 혈변을 보게 되는 것입니다. 마치 갑자기 운동했을 때 종아리에 쥐가 나는데 이때 상처를 내어 피가 나게 하면 쥐가 풀리는 원리입니다. 따라서 혈변을 본다 해도 크게 걱정하거나 근심하지 않아도 됩니다. 어디까지나 우리 몸의 변화는 나를 죽이려 하는 것이 아니라 살리기 위해 증상을 만든다는 점을 꼭 기억해야 합니다. 때문에 복통이 심할 때는 절대 음식을 섭취해서는 안 됩니다. 이때 잘못 먹으면 오히려 상처가 심해져서 장 파열이 일어날 수도 있습니다. 금식하면서 복통이 잦아지면 다시 식사하면 됩니다. 이렇게 식사에 대한 조언을 통해 궤양성 대장염 환자들은 점차 건강을 회복하는데 이때 나타나는 몇 가지 증상이 있습니다.

궤양성 대장염 환자들은 다른 질병을 가진 환자들에게서도 볼 수 있는 당분 중독 증상이 심하게 나타납니다. 대부분 처음 겪는 증상은 잦은 복통과 설사로, 대변에 피가 나오는 것인데 정상적인 사람들에게도 가끔 설사가 나올 수 있습니다. 언제입니까? 잘못된 음식을 먹거나 물을 갈아 먹었을 때 배가 아프면서 설사를 했던 기억이 있을 것입니다. 이때 설사는 왜 하는 것일까요? 바로 우리 몸에 잘못된 것이 들어왔기 때문에 우리 몸속의 물을 이용해 장을 씻어내는 과정으로 볼 수 있습니다. 잘못된 음식이 우리 몸속으로 들어오면 더 큰 문제가 생길 수 있으므로 장이 스스로 판단해서 증상을 만드는 것이죠. 즉 우리 몸의 장은 두뇌와 같이 스스로 판단하고 스스로 행동하기도 합니다. 바로 나를 살리기 위한 방법입니다.

이런 점에 비추어볼 때 궤양성 대장염 환자에게서 잦은 복통과 설사가 일어나는 것은 평소 식생활이 잘못되었다는 이야기인데, 특히 가장 치명적인 것이 당분 섭취입니다. 위에서 설명했던 젊은이도 모든 증상이 사라져 약도 다 끊고 정상적인 생활을 유지하다가 위급한 상황으로 다시 찾은 일이 있었습니다. 청년의 어머니가 아들의 체중을 늘려볼 요량으로 과일은 몸에 좋다고 생각하여 퇴근하고 온 아들에게 열흘간 여러 가지 과일을 섞어 갈아서 먹인 후 심한 복통과 함께 설사하는 일이 발생했던 것입니다. 몸에 좋지 않은 음식이 들어오니 곧바로 거부반응을 보인 것입니다.

즉 당분이 많은 음식이 들어오면 설사를 하게 됩니다. 그런데 이런 당분을 섭취하지 않게 되면 처음에는 아주 힘들어합니다. 빠른 흡수를 통해 빠르게 힘을 내주던 음식을 먹지 않아 공백이 생기는 것이죠. 바로 이 시간이 버티기 힘든 시간입니다. 몸에 힘이 빠지고 말할 힘도 없어지면서 식은땀이 나고 손발이 떨리는 전형적인 저혈당증 증상을 보입니다. 그래서 몇몇 환자분들 중에는 버티지 못하고 포기하는 경우도 있습니다. 하지만 이 기간만 잘 지나면 그 뒤로는 새로운 힘이 생기고 운동도 하게 되면서 건강해집니다. 이때 필요한 것이 바로 소금입니다. 소금 섭취를 꾸준히 자주 해주는 분들은 입맛이 바뀌고 소화가 잘되면서 새로운 에너지 대사 시스템을 갖추게 됩니다.

또 궤양성 대장염 환자들의 몸이 회복되는 과정에서 나타나는 증상 중 하나가 피부 가려움증입니다. 많은 궤양성 대장염 환자들에게서 변이 좋아진 다음에 다시 심해지곤 하는데, 제 생각에는 그동안 먹어왔던 약들의 찌꺼기가 배설되고 혈류가 증가하면서 피부가 재생

되는 과정으로 보입니다. 얼굴을 비롯한 몸통부터 시작해 팔다리 끝까지 가려움증이 생긴 뒤에야 낫는데 심한 경우 진물이 나기도 합니다. 밤잠을 설쳐가며 힘들어하기도 하지만 이런 시간이 지나야 완전히 회복되는 것입니다. 견디기 힘든 가려움을 호소하는 환자분들에게 왜 이런 증상이 생기는지 설명하면서 좀 더 기다려보라고 할 때 이분들이 예전 같았으면 벌써 약을 먹고 증상을 조절하려 했겠지만 이제는 어떤 약도 먹어선 안 된다는 교훈을 얻었기에 찬물로 샤워를 하면서 견뎌냅니다. 그러면서 피부가 깨끗해지고 나아가는 모습을 보게 됩니다.

장 파열로 장 절제술을 두 번이나 한 크론씨병

앞서 설명드렸던 궤양성 대장염과 비슷한 병이 크론씨병입니다. 궤양성 대장염은 주로 대장에서 결장과 직장에 걸쳐 염증이 생기지만, 크론씨병은 소장과 연결되는 부위까지 염증이 생기는 점이 다릅니다. 따라서 기본적인 병리(病理)는 같다고 생각하면 됩니다. 즉 소화기관에서 염증이 생기는 것은 분명 음식에 문제가 있는 것입니다.

멀리 경상남도 남해에서 진료실을 찾아온 70대 남자분은 12년 전에 발병하여 약물로 조절하다가 장이 파열되어 두 번이나 수술을 받았다고 했습니다. 지금도 복용하는 약물을 보았더니 스테로이드를 비롯해 약이 열 가지나 되었습니다. 이렇게 많은 약을 하루에 두 번씩 먹어도 상태가 나아지지 않아 제 블로그를 보고 찾아온 것이었습니다. 70대의 연세에도 인터넷 검색을 통해 저희 병원 이야기를 읽고 방문한 것이어서 상당히 놀랐습니다. 이분과 상담하면서 내심 안타까웠던 점은 이 지경이 될 때까지 숱한 검사와 진단을 받았지만 무엇이 원인인지 이야기도 듣지 못했다는 것입니다. 하루도 빠짐없이 정확한 시간에 약을 드셨지만 결국 증상이 악화되어 배를 여는 수술을 두 번이나 했고, 거기다 관절염 증상도 심해져서 일상적인 활동에 큰 어려움을 겪고 있었습니다.

아직도 크론씨병을 검색하면 원인은 알 수 없다고 나옵니다. 제가 의과대학에서 배웠던 내용을 지금도 똑같이 이야기하고 있는 것입니다. 정말 원인을 모를까요? 어쩌면 알고 싶지 않은 게 아닐까라는 생각도 듭니다. 이런 환자가 계속 약을 먹고 그러다 증상이 심해져서 수술까지 하게 되면 병원으로서는 나쁜 일이 아닐 테니까요. 여하튼 이분에게 크론씨병 또한 잘못된 식사 때문에 생기는 것이므로 식생활을 개선하면 우리 몸은 정상으로 돌아오고 그러면 약을 먹을 필요가 없다는 이야기를 하고 나서 치유 프로그램을 시작했습니다. 이분은 두 번의 수술을 경험하면서 나름대로 식사에 신경을 쓰고, 나쁘다는 음식은 될 수 있는 한 안 먹으려 노력하고 있었습니다. 그런데도 증상이 나아지지 않았던 것입니다. 이제는 10여 년을 믿고 다녔던 병원에서 더 이상 해줄 게 없다는 이야기를 들었다면서 배신감이 느껴지고 허탈하다고 했습니다.

소화기관에 염증이 생기는 것은 소화할 수 있는 상태의 음식이 아니기 때문일 것입니다. 이분 또한 저염식을 하면서 과일을 많이 드셨다는 걸 알 수 있었습니다. 치료를 시작하면서 소금을 충분히 먹고 당분이 많은 음식을 절제하도록 했더니 며칠 뒤 창백했던 얼굴에 볼 부위부터 홍조를 띠더니 몸에서 열이 나기 시작했습니다. 장이 병들어 아랫배가 차가운 데다 강력한 혈관수축제인 스테로이드를 복용해 왔으니 몸이 얼마나 차가웠겠습니까? 스테로이드를 끊고 식습관을 바꾸자 바로 몸에 열이 나면서 반응이 일어난 것입니다. 그리고 아침마다 찬물 샤워를 하면서 어깨나 등의 통증이 생기고 몸살을 앓는 것처럼 아파했습니다. 통증은 혈류를 증가시키려는 우리 몸의 작용임을 반복해 교육하면서 시간이 지나면 좋아질 것이라는 이야기와 함께 계속하게 했습니다. 그로부터 한 달 정도 지나자 변이 형태를 갖추게 되었고, 통증이 사라지면서 힘이 나게 되었습니다. 물론 12년간 복용해온 약들을 다 버리고도 말입니다.

지역적으로 너무 멀어 서울 근교의 자식들 집에서 머무르며 병원을 왔다 갔다 했는데 약을 끊고 힘이 나기 시작하자 고향으로 돌아갔습니다. 그리고 3개월 정도 지난 후 새로운 증상 때문에 힘들다는 전화를 받았습니다. 궤양성 대장염 환자들에게서도 자주 나타나는 가려움증이었습니다. 오랫동안 먹어왔던 약 찌꺼기가 배설되고 혈류가 증가하면서 피부가 재생되는 과정이었던 것입니다. 병원에 오는 동안에는 나타나지 않았는데 집에 가 있는 동안 생겼다면서 어떻게 해야 하는지 물어오는 것이었습니다. 해독 과정이니 걱정하시지 말고 하던 대로 하시면 없어질 것이라고 알려드렸습니다. 정 불편하시면 병원에 다시 한 번 오셔도 좋다고 하면서 말입니다. 결국 이런 과정을 통해 10여 년간 복용하던 약들도 버리고 몸을 힘들게 했던 증상들과도 이별할 수 있었습니다.

신문 기사에 따르면 궤양성 대장염과 크론씨병이 늘어나면서 전문적인 연구와 치료를 할 수 있는 센터를 만드는 대형 병원이 생겼다고 합니다. 그만큼 환자가 많아졌다는 이야기죠. 그러나 원인을 모른다고 하면서 약물만 처방하는 병원을 다녀서는 절대 치유될 수 없습니다. 이 병은 본인이 만든 병이어서 본인만이 치유할 수 있는 것이므로 올바른 방법만 안다면 약을 먹거나 수술할 필요가 없는 질병입니다.

제가 이런 내용을 제 블로그에 써놓았더니 어떤 분이 댓글을 달았습니다. '확인되지 않은 내용을 전파해서 환자들이 따라 하다가 잘못될까 두렵다'는 내용이었습니다. 아마 제 글을 읽고 따라 했을 때 가장 두려운 쪽은 환자가 아니라 약과 수술로 돈을 벌어야 하는 사람들일 것입니다. 평생 약을 먹어야 하는, 고칠 수 없는 불치병이라고 했는데 먹는 것만 바꿔도 낫는 질병이니까요. 우리 몸에 생기는 질병은 분명한 원인이 있습니다. 그 원인을 인정하고 싶지 않은 사람들이 있을 뿐입니다.

항상 장갑을 끼고 사는 한포진

한포진(汗疱疹)이라는 병명은 대부분의 독자들도 생소할 것입니다. 주로 손가락이나 발가락 등에 있는 땀샘에서 물집 같은 포진성(疱疹性) 증상이 생기고 가려움을 유발하는 질환입니다. 심해지면 피부가 벗겨지고 진물이 흘러내리면서 상당히 고통스러운 질병 중 하나입니다. 그런데 이런 병명을 받으면서 왜 이런 현상이 생기냐고 물어보면 대부분의 병원에서는 원인은 모르지만 스트레스나 유전적 요인이 있을 것이라고만 합니다. 정말 원인이 없을까요? 원인도 없는데 우리 몸이 이렇게 증상을 만드나요? 나를 괴롭히기 위해서인가요? 절대 그렇지 않을 것입니다.

어린아이 때부터 생기는 아토피를 비롯해 살아가면서 생기는 피부 질환들은 꽤 많습니다. 앞에서 설명한 천포창 같은 질병도 있지만 흔히 겪는 피부 질환인 지루성 피부염은 비듬으로 알고 있으며 피지샘의 활동이 심해지면서 생긴다고 알려져 있습니다. 또 최근 늘어나는 건선 같은 질환도 있습니다. 그런데 이상한 것은 이런 피부 질환의 원인이 전부 '모른다'입니다. 그러다 보니 강력한 혈관수축제인 스테로이드가 대부분의 처방에서 사용됩니다. 스테로이드의 사용으로 증상을 잠시 완화시킬 수는 있습니다. 그러나 완치되지 않은 상태여서 약 기운이 떨어지면 증상은 다시 시작됩니다. 예전보다 더 심해지고 더 넓은 부위로 퍼져가는 것이 보통의 경우입니다. 그러다 보면 바르는 것으로만 되지 않아 먹는 약도 함께 처방받게 되고 몇 년씩 지내다 보면 스테로이드의 부작용으로 다른 증상들이 나타납니다.

가장 큰 문제는 체온이 떨어지면서 나타나는 증상들입니다. 손발이 저리고 항상 추워서 활동하는 데 어려움을 느끼고, 심해지면 소화기능에 문제가 생기면서 결국 면역 체계에까지 영향을 미칩니다. 그래서 운동선수들은 절대로 스테로이드제를 먹지 못하게 합니다. 운동 경기에서 도핑 테스트를 통해 약물 검사를 하는 이유가 무엇이겠습니까? 운동선수들은 항상 부상 위험이 있고 그러다 보면 통증이 많이 생길 수 있는데 이때 스테로이드를 처방받으면 모든 증상이 사라지고 운동 경기 능력이 향상될 수 있습니다. 그럼에도 이런 약을 못 먹게 하는 이유는 선수를 보호하기 위해서입니다. 이런 약을 한번 먹으면 반복적으로 복용하게 되고, 그러다 보면 건강을 해쳐 결국 운동선수 생활을 할 수 없는 상태까지 이르는 위험한 약물이기 때문입니다.

그런데도 원인을 알 수 없는 질병들에 대해 수많은 병원에서 스테로이드를 처방하고 있는 것이 현실입니다. 특히 관절염 등으로 움직이기 힘들어할 때도 뼈주사로 알려진 처방을 하고 있는데 고통스러운 통증이 주사 한 방에 사라지면 정말 용한 병원으로 소문이 나고 순식간에 환자가 대기실에 꽉 차는 현상이 일어납니다. 그러나 정말 이런 처방으로 환자가 완치된 것일까요? 환자의 입장에서는 당장 통증이 없어지니 살 만하다고 느낄지 모르지만 우리 몸은 살기 위해서 다시 예전보다 더 큰 통증을 일으킬 것이 뻔합니다. 결국 인공관절 등의 수술을 하게 되는 것이죠.

50대 초반의 남자분이 찾아왔습니다. 2년 전부터 손가락 하나에 수포가 생기면서 너무 가려워 피부과를 다녔는데 병원에서 준 연고와 약을 먹어도 병변(病變)이 계속 퍼져 이제는 양손 전체에 수포와 가려움증으로 힘들어했습니다. 손에 물집이 생겼다 벗겨졌다를 반복하다 보니 피부가 엉망이고 색깔 또한 죽은 사람의 손처럼 검게 변해 있었습니다. 그러다 보니 맨손으로 바깥출입을 하기 어려워 외출할 때에는 하얀 면장갑을 끼고 다녔다고 합니다. 또 약을 먹으면서 제대로 잠을 못 자 수면 검사도 해보았고 한의원을 다니면서 한약도 많이 드셨다고 했습니다. 손가락이 못 견디게 가려울 때는 상처를 내어 피를 내면 좋아지곤 했다고 말씀하시는데 얼마나 큰 고통이었는지 짐작되었습니다. 지금 하는 일은 시골에 내려가 농장을 운영하고 있는데 그전에는 도시에서 자영업을 했습니다.

식생활 습관을 보니 인스턴트 과자류를 좋아하여 초코빵이나 떡

같은 단 음식을 수시로 먹어왔다고 했습니다. 게다가 놀랍게도 흰밥을 우유에 말아 먹는 것을 즐겼다고 합니다. 그래서 이런 식습관이 질병의 원인이므로 이제부터는 식단을 개선하고 입맛을 바꾸어야 한다고 설명한 뒤 식사 일기를 쓰게 했습니다. 복용하던 약들을 끊자 반발 현상으로 수포가 커지고 진물이 많이 나왔지만 어차피 우리 몸이 회복하기 위해 겪어야 하는 일이니 시간이 지나면 좋아질 것이라고 조언했습니다.

약을 끊고 건강한 식사를 시작한 지 한 달가량 지나자 네 시간 이상을 한 번도 깨지 않은 채 잤다고 말씀하시는 것입니다. 그 뒤 수포가 가라앉고 새살이 올라오며 상처가 아물어갔습니다. 두 달 정도 지나면서는 체중도 10킬로그램 정도 빠졌고, 청바지를 입고 와서는 젊은 사람처럼 변했다고 자랑하기도 했습니다. 깨끗해진 손을 보며 정말 기적 같다고 하시지만 이런 변화는 기적이 아닙니다. 내가 무엇을 잘못해서 질병이 생겼는지 몰라서 힘들었던 것이지, 원인만 정확히 안다면 못 고칠 병이 어디 있겠습니까?

언젠가 블로그에 올라온 질문을 보다가 놀란 적이 있습니다. 발가락에 한포진이 생겼는데 현미밥을 먹지 말라고 들었다는 내용이었습니다. 누가 그런 이야기를 했는지 몰라도 질병별로 맞는 음식이 따로 있을 수 없습니다. 흔히 이야기하는 폐에 좋은 음식, 간에 좋은 음식, 장에 좋은 음식은 있을 수 없습니다. 단지 건강해지는 음식이 있을 뿐입니다.

우리 몸은 부품으로 이루어진 기계가 아니라 머리끝에서 발끝까지 하나의 유기체입니다. 또한 몸과 마음이 하나로 이루어져 있습니다. 때문에 무엇을 먹고 살아야 하는지는 똑같은 것이고 어떤 질병이 생겼다 하더라도 건강해지면 정상으로 돌아오게 되니, 먹는 음식도 건강한 올바른 식사를 해야 합니다.

안 아픈 곳이 없는 루푸스

멀리 전라도 광주에서 같은 병명을 가진 모녀가 진료실로 찾아왔습니다. 루푸스라는 진단을 먼저 받은 사람은 딸이었습니다. 딸은 오랫동안 소화불량이 심해서 병원을 자주 다녔는데 어느 날 기침이 심해지고 숨쉬기가 불편했습니다. 검사한 결과, 간질성 폐렴으로 진단받으면서 자신의 병이 루푸스임을 알게 된 것입니다. 그래서 평소 비슷한 증상을 가진 어머니도 혹시나 싶어 모시고 갔다가 같은 루푸스라는 진단을 받았다고 합니다.

어머니는 오래전부터 허약했다고 합니다. 여기저기 아프지 않은 곳이 없어 오랫동안 약을 먹어왔고, 안구 건조와 구강 건조 등의 증상이 생겨 쇼그렌 증후군이라는 진단도 받았다고 했습니다. 또 추워지면 손가락이 창백해지는 레이노이드 증후군도 있다고 했습니다.

그런데 이런 진단 이후 약을 처방받아 3년 동안 먹고 있지만 좀처럼 호전되는 기미가 없고 계속 통증이 있어 저희 병원까지 오게 된 것입니다.

루푸스는 전신성 홍반성 낭창이라 부르기도 합니다. 온몸에 붉은 반점같이 나타나기도 하는데, 더 심각한 점은 내부 장기에서도 염증 반응을 만드는 것입니다. 소화기관에 문제가 생겨 속이 쓰리고 아프면서 주로 관절염 형태로 증상이 나타나는데, 관절 마디가 쑤시고 아파 밤잠을 설치기 일쑤인 질환입니다. 더 심각해지면 신장도 망가져서 만성 신부전이 되어 콩팥 투석을 하기도 합니다. 현재까지 알려진 치료법은 스테로이드를 투여하며 적절히 유지해나가는 것이 유일한 방법으로 알려진 불치병 중 하나입니다.

그러나 증상들을 하나하나 살펴보면 모두 혈액순환과 관련된 증상임을 알 수 있게 됩니다. 혈류를 증가시켜 손상된 부위를 회복하려는 노력이 우리 몸에서는 염증으로 나타난다고 앞에서 설명했습니다. 이런 질병이 생기는 사람들의 특징은 몸이 차갑습니다. 바로 체온을 유지하는 데 실패했기 때문에 우리 몸 곳곳에 혈액을 보내주지 못해 생기는 증상일 뿐입니다. 아직까지도 이런 질병의 원인을 자가면역 질환이라고 하면서 스테로이드를 쓰다가 증상이 완화되지 않으면 면역억제제까지 처방하는데, 그것은 치료라기보다는 삶의 질을 망가뜨리는 일입니다. 몇 년 전 행복 전도사로 유명했던 작가가 스스로 목숨을 끊은 일이 벌어진 것도 이 질환 때문에 고통스러웠기 때문이라고 알려져 있습니다. 이처럼 비극적인 선택을 하게 된 이유는 근본적인 원인을 모른 채 약으로만 조절하는 삶은 정말 죽는 것보다 못한 삶이라는 증거입니다.

이 모녀에게 식생활 습관을 물었더니 둘 다 과일을 좋아하여 식사 대용으로 먹을 때가 많았다고 했습니다. 특히 딸은 몸이 안 좋고 소화가 잘 안 되니까 아침은 과일로 먹고 점심은 흰밥으로, 저녁은 퇴근 후 직장 동료들과 이탈리안 음식이나 맛집에서 회식을 하는 생활을 하고 있었습니다. 어머니의 경우, 하루에 먹는 밥은 한 공기가 채 되지 않고 과일이나 고구마, 떡 등을 밥 삼아 드시고 있었습니다. 과일을 좋아하는 사람들의 입맛은 대체로 단것을 좋아하면서 잘 안 씹고 먹는 경우가 많습니다. 딱딱하고 거친 음식을 먹기 힘드니 가공된 음식에 자꾸 손이 가게 되는 것이죠. 이런 식생활이 병을 만든 원인임을 주지시키고 나서 프로그램을 시작했습니다. 사는 곳이 멀리 떨어져 있어 일주일에 한 번씩 병원을 방문하도록 하고 제일 먼저 밥을 먹는 방법부터 알려주었습니다.

우리는 매일 밥을 먹고 살지만 질병이 생긴 사람들을 관찰해보면 밥의 양이 턱없이 부족하거나 제대로 먹지 못하고 있다는 사실을 접하게 됩니다. 매일 밥을 먹고 있지만 소화하지 못하기 때문에 다른 음식에 손이 가는 것입니다. 밥을 제대로 소화시키면 우리 몸에서는 포만감과 힘이 생겨 다른 음식을 먹을 이유가 없어집니다. 그래서 현미밥을 천천히 씹어 먹기 위한 방법으로 처음에는 마른 음식인 볶은 곡식을 권했습니다. 물기 없는 밥을 먹으려면 입안에서 수십 번 씹어야 합니다. 음식이 침과 함께 섞여야 소화가 되는 것입니다. 모든 음식은 침과 섞이는 과정을 거치지 않으면 입에서 삼켜도 그대로 변이 되어 나와버립니다. 하나도 소화시키지 못한다는 증거입니다. 사람들은 입맛이 없고 입이 껄끄러울 때 죽을 쑤어 먹고, 물에 말아 먹는 경우가 많습니다. 하지만 침과 섞이지 않은 음식을 습관적으로 먹으면 되레 소화기관이 망가집니다.

그렇게 밥을 씹어 먹으면서 소금 섭취를 하게 했는데 소금은 비교적 잘 드셨습니다. 대부분 달고 부드러운 음식을 좋아하던 분들은 소금을 먹으라고 조금 집어주면 입에 넣었다가 "아, 짜!" 하면서 뱉어버립니다. 그에 비하면 이분들은 비교적 잘 드셨는데 그 모습을 보면서 다른 분들보다 좀 더 빨리 회복하겠구나 하고 생각했습니다. 왜냐하면 소금을 잘 먹는 분들이 단것을 빨리 끊게 되어 회복 속도가 빨라지는 것을 자주 보아왔기 때문입니다.

약을 끊고 식사를 바꾸면서 딸은 얼굴과 손이 많이 부었습니다. 이렇게 부종이 생기면 대부분 신장이 안 좋아져서라고 할지 모르지만 혈액순환이 안 되던 부위에 혈류가 증가할 때도 부을 수 있습니다. 부었다가 빠지면서 회복하는 것이 바로 우리 몸의 생리 현상입니다. 그렇게 부어 있던 모습이 점차 시간이 지나면서 정상을 찾아가는 모습을 보여주었고, 만성 변비에 시달리던 옛날과 달리 쾌변을 보고 소화도 잘되고 몸에 힘이 난다면서 환하게 웃던 모습이 기억에 남습니다.

약을 먹지 않으면 큰일 날 것 같았던 질병이었지만 본인이 만든 병이고 본인이 치료할 수밖에 없다는 것을 깨닫게 되면 불치병은 없는 것입니다. 지금 이 순간에도 이런 질병으로 고통받는 분들이 있다면 당장 실천에 옮겨볼 것을 권합니다. 약을 당장 끊는 것이 어렵다면 식사를 바꾸면서 천천히 끊어도 좋습니다. 약으로는 절대 우리 몸이 치유될 수 없다는 것을 깊이 새기면서 스스로 병을 고쳐보시기 바랍니다.

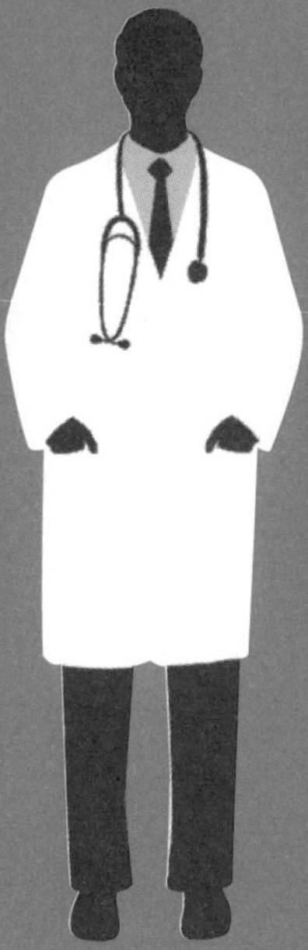

제5장

흔히 겪는 증상들의 치유

가장 흔한 질환인 감기

저는 강의할 때나 진료를 할 때 우리 몸은 한 알의 약도 필요 없으니 약에 의존하지 말고 스스로 건강을 관리할 것을 당부합니다. 그러면서 제일 흔하고 가장 많이 약국이나 병원을 찾는 질환인 감기 이야기를 하죠. 이제는 의사의 처방도 필요 없고, 약국도 아닌 편의점에서 감기약들을 사먹을 수 있게 되었습니다. 하지만 저는 그 흔하디흔한, 그리고 때로는 필요할 것 같은 감기약조차 절대 한 알도 먹지 말아야 한다고 말합니다. 왜냐하면 감기가 우리 몸에 어떤 작용을 하는지 알고 나면 약 먹을 이유가 없어지기 때문입니다.

감기는 언제 잘 생깁니까? 날이 추워지면서 추운 곳에 노출되었다가 따뜻한 곳에 들어가면 감기 기운이 시작되는 경우가 많습니다. 추운 곳에 있을 때에는 손발이 차가워지면서 떨리기도 합니다. 차가워지면 혈액순환이 되지 않습니다. 그래서 혈류를 원활히 하기 위해 근육을 움직여 온도를 높이려는 반응이 떨림으로 나타나는 것입니다. 그렇게 떨다가 따뜻한 곳에 들어오면 우리 몸은 체온을 높여 혈액순환을 도와주려 합니다. 그래서 열이 나기 시작하죠. 그런데 체온이 올라가면서 몸은 따뜻해지지만 느낌은 어떻습니까? 덥다고 느끼나요? 춥다고 느끼나요? 몸은 뜨거워지는 데 반해 정작 본인은 춥게 느끼면서 따뜻한 곳을 찾지요. 그래서 열이 있을 때 뜨뜻한 아랫목에서 두꺼운 이불을 덮고 누워 있게 됩니다.

그러다 열이 떨어질 때는 반대의 느낌이 듭니다. 몸은 정상으로 돌아왔는데 덥다고 느끼면서 땀이 나고 자신도 모르게 이불을 걷어차게 됩니다. 이렇게 감기 몸살의 과정은 우리 몸이 체온을 높여 혈관이 열리게 하고 혈액순환이 원활해지도록 만들어줍니다. 통증을 동반하면서 말이죠. 열이 나면서 끙끙 아픈 증상은 혈류를 증가시키려는 우리 몸의 노력입니다. 그렇게 함으로써 그동안 혈류가 부족했던 부위에 혈류를 공급해주는 효과가 있습니다.

저희 병원에 오는 환자분들을 보면 대부분 체온이 떨어져 있는데 특히 암 환자들이 그렇습니다. 이런 질병을 가진 분들이 체력을 회복해 가면서 꼭 생기는 증상이 있습니다. 바로 감기와 몸살입니다. 그 이유는 체온이 상승하기 때문입니다. 평소 저체온 상태였다가 정상 체온으로 돌아오는 것인데도 불구하고 열이 나는 듯한 느낌이 들면서 몸살을 앓게 됩니다. 환자분들은 진료실에 들어오면서 아파 죽을 것 같다고 하소연하지만 저는 거꾸로 축하한다면서 박수를 쳐드립니다. 우리 몸의 반응을 이해하지 못한 분들은 무슨 이야기냐며 화를 낼 수도 있지만 이렇게 참기 힘든 몸의 증상을 통해 우리 몸은 회복되는 것입니다. 혈액순환이 되어야만 손상된 부위를 회복할 수 있고, 특히 혈액순환에 문제가 생겨 만들어진 암세포도 저절로 없어지게 되는 것입니다.

감기가 우리 몸에 필요한 이유는 우리 몸의 찌꺼기를 제거하기 때문입니다. 열이 나고 한바탕 몸살을 앓고 난 뒤에 시작되는 증상으로는 콧물이 나고 기침을 하게 됩니다. 이때 분비되는 콧물과 가래는 무엇일까요? 콧물은 코점막의 면역 반응이라고 볼 수 있습니다. 처음에는 맑은 콧물이 나오다가 누런 콧물이 나옵니다. 누런 콧물은 감기가 나을 때 나오는 것을 알 수 있습니다. 그것은 우리 몸의 면역세포들이 싸워서 생긴 고름입니다.

특히 가래는 폐 속에 있는 찌꺼기입니다. 이 찌꺼기를 내보내려고 우리 몸은 기침을 하는 것입니다. 평소에는 본인이 인식하지 못하는 가운데 가래가 나오지만 추운 공기가 들어오면서 폐를 확장시켰을 때에는 평소보다 많은 가래가 나오면서 심하게 기침하게 됩니다. 그런데 기침하는 것이 불편하다고 기침 멈추게 하는 약을 먹으면 되겠습니까? 그랬다간 우리 몸을 청소할 기회를 잃게 됩니다. 열이 나고 몸살이 난다고 바로 해열제를 먹고 진통제를 먹는 것도 나쁘다는 것을 알아야 합니다.

이런 이야기를 진료실에서 하고 나면 꼭 돌아오는 질문이 어린아이들에게는 열이 나면 위험한 것 아니냐는 것입니다. 아이들은 열이 나면서 경련을 할 수도 있습니다. 이런 증상이 생기는 이유는 아이들의 경우 성인들보다 체수분 함량이 적기 때문입니다. 성인은 자기 몸의 70퍼센트 정도가 수분인 반면 아이들은 50퍼센트 정도입니다. 그러다 보니 열이 나면서 수분이 증발하면 혈액량이 줄어들어 뇌 혈류가 감소하게 됩니다. 뇌 혈류가 줄어들면 뇌 혈류를 증가시키려고 온몸의 혈액이 머리로 몰립니다.

그래서 손발에 혈액이 없어 손발이 차가워지면서 떨리는 증상이 생기는 것입니다. 그것이 열 경련 형태로 나타나는 것이죠. 아이들의 몸에서 열이 나는 것은 위험한 것이 아닙니다. 열을 냄으로써 면역력을 높이려는 우리 몸의 방어 반응입니다. 때문에 열을 빨리 내리려고 애쓰는 것이 오히려 위험합니다.

실제로 독감이 유행하던 시절에 응급실에서 사망한 아이들은 바로 이런 우리 몸의 생리를 이해하지 못하고 열을 빨리 내리기 위해 과다한 해열제를 투여했을 때 생길 수 있습니다. 즉 사망의 원인은 바이러스가 아니라 면역력을 높이려는 우리 몸의 반응을 억제하려는 약물로 인한 급성 독성일 것이라는 생각입니다.

아이들에게 고열이 있을 때에는 탈수만 막아주면 아무 문제가 생기지 않습니다. 우리 몸이 나를 죽이기 위해 열을 내는 것이 아니니까요. 그러면 어떻게 해야 탈수를 방지할 수 있을까요? 아무리 물을 먹이려 해도 아이들은 물을 마시지 못하는 상태가 되는 경우가 많습니다. 이럴 때는 억지로 물을 먹이려 하지 말고 입안에 소금을 물고 있게 해주면 됩니다.

소금은 수분을 끌어안는 힘이 있어 탈수를 방지해줍니다. 이런 생리를 이해하지 못한 어머니들은 아이가 열이 있다면서 잘 자고 있는 아이를 깨워 약을 먹이기도 합니다. 하지만 그럴 필요가 전혀 없습니다. 아이가 감기에 걸려 열이 나도 잘 놀고 잘 잔다면 굳이 약을 먹이지 않아도 됩니다. 그런 과정을 통해 면역력을 얻는 것이니까요.

하지만 요즘 부모들은 아이에게 조금이라도 이상 징후가 나타나면 소아과로 이비인후과로 한의원으로 다니면서 1년 내내 약을 달고 살게 만듭니다. 이러니 아이가 건강하게 자랄 수 있을까요? 그 결과는 성장하면서 나타납니다. 신문 기사를 통해 보았을 텐데요, 오히려 위생의 역설이라면서 어릴 적 면역력을 얻을 수 있는 기회를 잃어버린 젊은이들이 성인이 되어 질병에 노출되면서 더 위험해지고 있다는 내용입니다. 얼마 전 소개된 기사에서도 감기에 걸리면 어린아이들에게 무분별하게 처방하는 항생제가 훗날 궤양성 대장염이나 크론씨병을 만들어낼 수 있다고도 합니다.

감기 증상은 우리 몸에 있는 노폐물을 제거하려는 노력입니다. 그러므로 한 알의 감기약도 먹지 말아야 합니다. 약을 먹으면 불편한 증상은 잠시 없어지겠지만 장기적으로 볼 때 분명 배출되지 않은 노폐물에 의해 또 다른 질병이 발생하기 때문입니다. 유럽에서는 암 환자들에게 감기를 일으킬 수 있도록 바이러스를 체내에 주입시키는 노력도 해보았지만 잘 되지 않았습니다. 왜냐하면 감기를 일으킬 정도의 체력도 남아 있지 않았기 때문입니다.

인간이면 누구나 겪는 감기지만, 감기는 나를 괴롭히려는 것이 아니라 내 몸을 청소함으로써 살리기 위한 노력입니다. 실제로 감기 증상을 제대로 겪고 넘어가면 전보다 훨씬 가벼운 몸을 만나게 될 것입니다. 한번 경험해보세요.

하룻밤에도 몇 번씩 화장실을 가야 하는 야간뇨

대한민국 남성 열 명 중 일곱 명 이상이 야간 배뇨에 시달린다는 기사가 나왔습니다. 흔히 나이 들면 생기는 증상으로 생각하는데, 자다가 깨어 소변을 보는 것은 정상이 아닙니다. 다시 말하자면 건강에 문제 있는 분들에게 야간뇨 증상이 빈번하다는 것입니다. 실제로 저희 병원에 오는 분들에게 밤에 소변 보시느냐고 물어보면 나이 많은 분들뿐만 아니라 비교적 젊은 분들도 밤에 소변을 보기 위해 깬다고 합니다. 심지어 연세 있으신 분들 중에서는 하룻밤에 일고여덟 번까지 화장실에 가는 분들도 있었습니다. 우리가 보통 하루에 자는 시간이 6~7시간이라면 이런 분들은 거의 한 시간에 한 번씩 깨어 소변을 본다는 이야기가 됩니다. 이런 분들이 숙면을 취할 수 있을까요? 분명 그렇지 못할 것입니다. 그러니 아침에 일어나도 머리가 맑지 못하고 피곤함을 느끼게 됩니다.

우리 몸은 낮 시간 동안 활동하면서 손상을 입습니다. 그렇지만 다음 날 또다시 일할 수 있는 것은 밤에 잠을 자면서 회복하기 때문입니다. 하지만 숙면하지 못하고 계속 깨어 소변을 보면 이런 회복 반응이 일어날 수 없게 됩니다. 때문에 야간뇨는 다른 질병들과 함께 나타나는 경우가 많습니다. 우리는 밤 시간에 충분히 숙면을 취해야 손상된 부위가 회복되고 그래야 다음 날 아침에 상쾌함을 느낍니다. 이런 과정을 겪지 못하면 아침에 눈을 뜨는 것이 힘들어지고 만성적인 피로감에 시달리다가 결국 여러 가지 질병들로 이어지는 것입니다.

예를 들어 젊은 시절 밤늦게까지 일한 분들이 당뇨 환자가 되는 경우가 많습니다. 밤에 수면을 취하지 못하면 피로감을 이기고 집중력을 높이기 위해 당분이 높은 음료나 음식을 먹게 되고, 자극적인 음식을 찾게 됩니다. 이렇게 당뇨가 생기면 당뇨의 세 가지 특징인 다갈, 다음, 다뇨를 겪게 되는데 그다음부터는 밤에 일을 하지 않아도 소변 때문에 잠을 제대로 자지 못하는 악순환으로 이어지는 것입니다. 그래서 저희 병원에 오는 분들에게는 밤에 한 번도 깨지 않아야 한다고 말씀드리고, 병의 치유 과정에서 우선적인 지표로 삼게 합니다.

그러면 야간뇨를 없애려면 무엇을 해야 할까요? 힌트를 얻기 위해 옛날에 우리 선조들이 했던 일을 하나 기억해보면 알 수 있습니다. 어린아이들이 밤에 자다가 소변을 이불에 싸게 되면 어떤 일을 시켰는지 아실 것입니다. 머리에 키를 씌우고 옆집에 가서 소금을 받아오게 했습니다. 왜 하필 소금이었을까요? 야간뇨를 없앨 수 있는 핵심은 바로 소금에 있습니다. 우리 몸에서 물이 너무 많아졌기 때문에 밤사이 몸이 차가워지는 것을 막기 위해 자는 사람을 깨워 물을 빼내려는 작용이 야간뇨이므로 수분 섭취를 줄이고 소금 섭취를 늘려주면 수분의 균형이 잡히면서 야간뇨가 없어집니다. 그래서 야간뇨는 평소 싱겁게 먹어야 한다고 알고 있고 그렇게 실천해온 분들에게 많이 나타나는 것을 볼 수 있습니다. 그리고 추운 겨울밤에 수분이 많은 과일 등을 먹고 자면 평소보다 야간뇨가 많아지는 것을 경험할 수 있습니다. 자연의 섭리는 땀을 많이 흘리는 한여름에는 수박 같은 물기 많은 과일을 먹지만 가을이 되면서 과일이 끊기는 이유는 추운 겨울에 먹을 수 없도록 하여 체온을 떨어뜨리지 않기 위해서입니다.

그리고 어떤 연유에서인지 하루에 2리터 이상의 물을 마시는 것이 건강에 좋다는 이야기가 상식처럼 알려지면서 너도나도 가방에 손에 물병을 들고 다니는 것이 유행처럼 번지고 있습니다. 그러나 몸에서 필요로 하지 않는 물을 지나치게 마시면 우리 몸은 자꾸 차가워지고, 체온을 유지하기 위해 자다가도 일어나 화장실로 향하게 됩니다. 앞에서도 설명드렸듯이 우리 몸은 70퍼센트 이상이 수분으로 이루어져 있지만 이런 수분이 우리 몸을 구성하는 세포 속에 있어야 의미가 있습니다. 물이 세포 속으로 들어오지 못하고 세포 밖에서 떠돌아다니고만 있으면 아무리 물을 마셔도 갈증이 나는 것입니다. 정작 세포 속에는 물이 없기 때문이죠. 그러므로 세포 밖에서 쓸데없이 돌아다니는 물은 소변을 통해 배설해야 혈액순환이 원활해지고 체온이 떨어지는 것을 막을 수 있습니다. 그런 이유로 자꾸 소변이 마려운 것입니다.

소금 섭취를 늘리고 평소 물 마시던 습관을 고치면 야간뇨의 횟수는 점차 줄어듭니다. 그 결과 잠을 좀 더 푹 잠으로써 상쾌한 아침을 맞게 되는 것이죠. 이런 과정이 반복되면서 지병으로 갖고 있던 고혈압, 당뇨병을 비롯해 여러 질병들이 점차 개선되고 정상을 찾아가게 됩니다. 지금 이 책을 읽고 있는 독자분들 중에서도 야간에 소변을 보는 분이 있다면 당장 실천해보기 바랍니다. 숙면의 즐거움을 경험할 것입니다.

지긋지긋한 두통

20대의 여자분이 자주 두통이 있다면서 진료실을 방문했습니다. 학생 시절부터 두통이 있었는데 최근 들어 더 심해졌다면서, 그럴 때는 아무 일도 못할 정도라고 합니다. 처음 두통이 있을 때는 약국에서 간단한 두통약을 사먹으면 좋아지곤 했는데 대학을 졸업하고 취업하면서부터는 약이 듣지 않아 결국 정신과에서 약을 처방받아 한 주먹의 약을 먹고 있었습니다. 이분은 두통뿐 아니라 생리통도 심했고 가끔씩 복통이 있어서 힘들었으며 배변에도 문제가 있었습니다. 편두통 때문에 수면을 방해받는 것은 물론 직장 생활에 지장이 생길 정도여서 저희 병원을 찾아온 것이었습니다.

우리는 두통을 흔히 경험합니다. 우리 몸에서는 왜 두통이 생기는 것일까요? 앞서 언급했던 통증의 기전을 살펴보면 쉽게 이해할 수 있을 겁니다. 두통이 어떤 상황에서 생기는지 살펴보면 즐겁고 신나게 놀 때는 생기지 않습니다. 주로 뭔가에 집중해야 하고 골똘히 생각할 일들이 있을 때 생깁니다. 다시 말하자면 스트레스 상황에서 통증이 생기는 것을 알 수 있습니다. 즉 생각할 일들이 많아지면 혈액은 머리로 몰리는데, 이때 머리에 있는 혈관이 열리면서 통증이 발생하는 것입니다. 이 환자의 경우에도 극심한 두통의 발생 시점은 학생 시절에 겪어야 하는 시험이나 그런 스트레스 상황에서 자주 발생했다는 것을 알 수 있었습니다. 그런데 대부분의 사람들은 이런 두통이 생기면 흔히 보는 두통약 광고에서 정보를 얻어 약국에서 구입한 약을 사서 입속에 털어 넣습니다. 약국에서 권하는 드링크제와 함께 말이죠. 당장 두통 때문에 해야 할 일들을 미룰 수 없기 때문일 것입니다. 약을 먹어서라도 빨리 통증을 가라앉히고 일을 해야 하니까요.

하지만 그렇게 한두 번 먹는 약은 뇌로 가는 혈관뿐 아니라 온몸의 혈관을 수축시키는 기전을 통해 두통을 완화시키는 것이어서 약을 먹어도 완전히 회복되는 것이 아니고 잠시 그때뿐입니다. 그러다 보니 시간이 지나면 다시 두통이 생기고 처음에는 한 알의 약으로 진정시켰지만 어느새 두 알 세 알 먹고 있는 자신을 발견하게 됩니다. 나중에는 어떤 약으로도 통증을 가라앉힐 수 없는 상태까지 이릅니다. 결국 만성적인 두통은 아이러니하게 두통을 치료하기 위해 먹었던 두통약 때문에 생깁니다. 또한 두통약은 손발로 가는 혈류를 감소시켜 수족 냉증이 생길 수 있고, 소화기관에도 혈류가 부족해지면서 소화 장애를 만들 수 있습니다. 하지만 무엇보다 더 큰 문제는 뇌 혈류가 감소되어 생기는 문제입니다.

얼마 전 〈천 일의 약속〉이라는 드라마에서 아름답고 젊은 여주인공이 치매에 걸려 비극적인 상황을 맞는 이야기가 인기리에 방영된 적이 있습니다. 놀라운 점은 젊은 사람에게도 치매 증상이 나타난다는 것입니다. 극단적인 설정이 아니라 이런 경우가 우리 주변에 꽤 있는 것 같습니다. 바로 조기 치매라는 병의 원인 중 하나가 자꾸 반복되는 두통에 대해 근본적인 치유를 하지 않고 그때그때 약물로만 넘기다 보니 나타나는 질병인 것입니다. 또 앞의 환자분 경우처럼 일반적인 두통약으로도 해결되지 않으면 정신과에 가서 향정신성 약물을 처방받게 됩니다. 하지만 이런 약물을 드셔본 사람은 알겠지만 통증은 나아지는 것 같지만 집중력이 떨어지면서 몽롱한 상태가 되는 단점이 있습니다. 우리 몸에서 왜 통증을 일으키는지에 대한 이해가 없을 때 이렇게 잘못된 행동을 하게 되는 것입니다.

두통의 근본적인 치유는 혈액순환을 개선하면 됩니다. 혈액이 맑아지고 힘이 생기면서 체온을 높이면 쉽게 해결되는 문제입니다. 바로 이 부분이 잘못되었기 때문에 우리 몸에서는 통증을 일으킴으로써 신호를 보내는 것이라 생각됩니다. 어릴 적부터 자주 두통을 느낀다면 배가 차가워지지 않도록 식생활을 개선해야 합니다. 앞서 설명드린 것처럼 따라 해보면 몸이 달라질 것입니다.

이 환자분은 식사를 바꾸면서 처음에는 거친 음식을 소화시키지 못해 자주 토하기도 하고 또 당분이 많은 음식을 제한하면서 식은땀을 흘리고 어지러운 증상도 호소했습니다. 그러나 식습관을 바꾼 지 3주 정도 되면서 두통이 줄어들고 먹던 약을 줄여 일주일에 한 번 정도만 약을 먹어도 버틸 수 있게 변했습니다. 6주 정도 지나자 약을 완전히 끊게 되었고, 차가웠던 손발에 온기가 돌면서 배변이 원활해졌습니다. 건강을 회복하게 된 것입니다.

많은 환자들에게서 항상 접하는 현상이지만 이분도 처음 진료실에 들어올 때는 얼굴에 짜증이 잔뜩 묻어 있었는데 점차 체력을 회복하면서 환한 미소를 보여주었습니다. 밝은 인상으로 병원에 오는 모습을 보며 좀 더 일찍 이런 정보를 알았더라면 그렇게 독한 약들을 먹을 필요가 없었을 것이고, 하고 싶은 일들을 좀 더 많이 할 수 있지 않았을까 하는 생각을 해보았습니다.

앉지도 서지도 못하는 요통

최근 새로 개원하는 전문 병원 중에 척추 관절을 전문으로 한다고 광고하는 병원이 늘고 있습니다. 그만큼 환자들이 늘어나고 증상이 잘 낫지 않아 수술하는 경우가 많기 때문일 것입니다. 진단 검사 장비도 좀 더 정밀해지면서 해부학적 이상(異常)을 찾아내 통증의 원인으로 지목하고 정상으로 만들면 해결될 것이라는 생각에 쉽게 칼을 댑니다. 그러나 이런 수술로써 증상이 완전히 사라지는 경우는 그리 많지 않습니다. 수술한 후에도 통증이 재발되는 경우가 많아 재수술하는 환자들도 늘어나고 있습니다. 왜 그럴까요? 수술을 권유받으면 누구나 한번쯤은 고민하게 됩니다. 정말 이 방법밖에 없는지를 검색하기도 하고 자문을 하면서 생각하게 됩니다. 위험부담이 높은 수술을 좋아할 사람은 없기 때문이겠죠. 그러나 병원에서는 수술하고 나면 바로 좋아질 것이고, 그게 가장 좋은 방법이라 하니 환자로서는 병원 말을 믿고 수술대에 오르는 것입니다. 하지만 이렇게 병원을 찾고 수술을 받기 전에 왜 허리에서 이런 증상이 일어났는지를 먼저 고민해야 합니다. 앞에서도 설명했듯이 우리 몸에서는 혈류를 증가시키려 할 때 통증이 생긴다고 했습니다. 여기에 맞추어 생각해보면 요통을 이해할 수 있습니다.

우리 몸에서 척추는 어떻게 생겼습니까? 허리가 아프거나 목이 아파서 방사선 촬영을 해본 경험이 있을 것입니다. 척추뼈는 마치 아이들 장난감 블록을 쌓아놓은 것처럼 보입니다. 척추뼈 사이에는 빈 공간이 있지요. 하지만 실제로는 비어 있는 것이 아니라 연골이 들어 있는데, 연골은 방사선상에선 보이지 않기 때문에 그런 모습으로 방사선 사진이 나오는 것입니다. 그렇다면 척추뼈는 중간중간에 부드러운 연골들이 들어 있는 형태로 이루어졌는데 이 뼈들이 어떻게 우리 몸에서 힘을 내어 머리를 지탱하고 상체를 들어서 앉거나 설 수 있도록 할까요? 중간에 들어 있는 연골들 때문에 상하좌우로 자유롭게 척추를 움직일 수도 있는데 이 뼈들이 스스로 힘을 내서 몸을 세우는 것인가요? 분명 그렇지 않을 것입니다. 이 뼈들은 골격을 유지할 뿐 자체적으로 힘을 내서 몸을 세우는 것이 아니라 뼈들을 연결하는 근육이 뼈들이 설 수 있도록 만들어주는 것입니다.

그런데 CT나 MRI를 찍어보면 중간에 있는 연골이 눌려서 터져 있는 모습을 보게 됩니다. 왜 연골이 망가졌을까요? 연골이 약해져서 터진 것일까요? 아니면 다른 외부 압력에 의해 터진 것일까요? 물론 교통사고나 다른 사고로 터지는 경우도 있지만 대부분 외부의 힘 때문에 생기는 것이 아니라 어느 날 갑자기 저절로 아프기 시작한 경우입니다. 따라서 척추뼈 자체가 약해졌다고 보기보다는 척추를 세우고 있는 근육의 문제로 보아야 합니다. 근육의 힘이 약해져서 무게를 지탱하지 못할 때 연골이 터지는 것입니다. 그럴 때 우리 몸은 연골을 보호하고 척추뼈를 둘러싼 근육이 더 힘을 낼 수 있도록 혈류를 증가시키려고 노력하게 됩니다. 그 때문에 통증이 일어나는 것입니다.

저희 병원을 찾는 요통 환자들 중에도 무리한 운동을 하거나 무거운 물건을 들다가 삐끗하면서 통증이 시작된 분들도 있지만 많은 분들이 세수를 하고 나서라든지 아침에 일어나는데 갑자기 통증이 생겼다는 분들이 많습니다. 이는 평소 척추 근육에 혈액순환이 잘 안 되었다는 증거입니다. 그런 분들은 보통 배가 차가운 경우가 많습니다. 배가 차다는 것은 그 부위의 혈액순환이 원활하지 못하다는 뜻입니다. 그러다 보니 허리 근육도 계속 무리하다가 한계에 도달하면 통증이 생기는 것입니다. 이렇게 통증이 생기면 일어나거나 앉아 있기가 힘들고, 누워 있기도 여간 힘든 게 아닙니다. 우리 몸은 이렇게 신호를 보냅니다. 평소의 문제를 끌어안고 버티다가 더 이상 견디지 못할 때 증상을 일으키는 것이죠. 이럴 때 방사선 촬영을 하거나 정밀검사를 하면 연골이 변형되어 있는 모습을 발견할 수 있습니다. 그래서 의사들은 이렇게 변형된 조직 때문에 통증이 지속되므로 빨리 수술해서 정상으로 돌려야 통증이 사라진다고 말하는 것입니다. 하지만 그 방법은 근본적인 치유가 되지 못합니다. 근본적인 방법은 우리 몸이 증상을 일으키게 된 원인인 혈액순환에 신경 써야 합니다. 즉 아랫배가 따뜻해지게 올바른 식사를 하면서 혈류를 개선하면 하루아침에 통증이 없어지진 않지만 점차 사라지는 것을 경험할 수 있습니다. 이렇게 스스로 증상을 치유해야 다시는 재발하지 않게 되는 것입니다.

디스크 수술을 두 번이나 했던 50대 초반의 여자분이 진료실에 온 적이 있습니다. 그분은 오래전부터 항상 허리가 안 좋았는데 내원하기 3년 전에 병원에서 허리 디스크 판정을 받아 수술을 했다고 합니다. 수술 후 한동안 통증이 없어 좋았는데 재발하여 1년 전에 다시 수술을 받았다고 했습니다. 그런데 이번에는 수술한 뒤에도 통증이 사라지지 않아 많이 불편하다는 것입니다. 진료실에 들어올 때에도 정상적인 걸음걸이가 아니라 허리를 부여잡고 발을 끌면서 들어왔습니다. 그래서 허리 통증은 수술이나 약으로는 절대 완치할 수 없고, 생활 습관을 고쳐서 혈액순환이 좋아지면 나을 수 있다고 설명한 뒤 프로그램을 시작했습니다.

우리 몸 어딘가에 만성적인 통증을 겪어본 분들은 아시겠지만 통증이 있을 때에는 식욕이 떨어집니다. 이분도 오랜 통증으로 인해 집안일을 제대로 할 수 없고 식욕이 없어 밀가루로 만든 부드러운 음식을 즐기고, 특히 과일 등으로 한 끼 때우는 식사를 하고 있었습니다. 즉 당분 위주로 식사하는 모습을 보여주고 있었던 것입니다. 그래서 올바른 식사를 어떻게 해야 하는지 알려주고 식사 일기를 쓰게 했습니다. 두 번의 수술 때문인지 빠르게 호전되지 않아서 내원할 때마다 다시 수술하는 것이 어떻겠느냐고, 너무 힘들다고 고통을 호소하시면서 앉지도 누워 있지도 못하고 있는 모습이 안타까웠지만 우리 몸의 치유력을 믿어보자고 수도 없이 설득했습니다. 그렇게 시간이 지나면서 제일 먼저 나타난 몸의 신호는 변을 보는 일이 쉬워진 것입니다. 그와 함께 몸이 가벼워진다고 말하더니 점차 안색이 좋아지고 얼굴 표정이 밝아지기 시작했습니다. 그러면서 허리도 펴지고 정상적인 걸음을 걷게 되었습니다.

그렇게 좋아지던 어느 날, 그분이 본인의 두 딸도 문제라고 하면서 상담을 요청했습니다. 어떤 문제인지 물었더니 딸들이 20대 초반의 나이에도 불구하고 자주 어지러움을 호소하고 생리통이 심해 힘들어한다는 것입니다. 그동안 그분의 딸들이 어떤 식사를 하며 살아왔을지 상상이 되었습니다. 질병의 양태는 저마다 다르게 나타날 수 있겠지만 결국 어머니의 입맛대로 만들어온 식사를 함께한 결과입니다. 그래서 그분의 딸도 함께 진료실을 방문했고 생활 습관을 바꾸기 위해 같이 노력한 적이 있었습니다. 이제는 어린 손주를 돌볼 만큼 허리도 튼튼해져 가끔 통화를 하면 그때 수술하지 않게 말려주어 고맙다는 인사를 합니다.

분명 지금 이 시간에도 많은 분들이 요통으로 고생하고 있을 것입니다. 빨리 통증을 없애고 일상생활로 복구하고 싶은 마음이야 충분히 이해되지만 우리 몸에서 일어나는 증상은 아무 이유 없이 일어나지는 않습니다. 이런 통증을 계기로 건강해지기 위해 노력해보세요.

그러면 반드시 요통도 사라지지만 기대하지 않았던 다른 선물들도 받을 것입니다. 예를 들어 빵빵하게 불렀던 배가 날씬해진다거나, 어지러움이 없어지고 소화가 잘되는 보너스 말입니다. 그리고 배가 따뜻해지면서 생리통이나 생리 불순 등이 개선됩니다. 특히 나이 든 여성분들에게 잘 생기는 요실금과 변실금 같은 증상이 호전되는 효과도 있습니다. 이제껏 복용해왔던 약들을 버리고, 통증이 나를 죽이려는 게 아니라 살리기 위함이라 생각하면서 식습관을 바꾸고 몸을 움직이기 시작하면 만성적인 요통을 극복할 수 있습니다.

잠 못 드는 괴로움
불면증

밤이 되면 잠을 자야 합니다. 그래야 우리는 또다시 하루를 살아갈 수 있습니다. 하지만 잠을 자려고 누워도 잠은 오지 않고 엎치락뒤치락하다가 새벽이 되어야 잠깐 잠드는 분들이 많아지고 있습니다. 그러다 보니 아침에 일어나는 일이 힘들고 만성적인 피로에 쌓입니다. 이런 분들은 잠을 푹 자봤으면 소원이 없겠다는 이야기를 자주 합니다. 그만큼 잠을 못 자는 것은 괴로운 일입니다. 이런 분들은 자주 수면제에 기대다가 이제는 매일 수면제를 먹어야 잘 수 있게 됩니다. 그런데 수면제를 먹고 잠들어본 분들은 아시겠지만, 수면제는 잠을 푹 잘 수 있게 만들어주는 것이 아니라 약간의 가수면 상태처럼 만들어준다는 것입니다. 그래서 일정 시간은 누워 있을 수 있지만 자고 일어나서 상쾌한 아침을 맞이하기는 어렵습니다.

충청남도에서 올라온 40대 초반의 여자분도 불면증 때문에 힘들어 하다가 진료실을 방문했습니다. 몇 날 며칠을 뜬눈으로 지새운 탓인지 불안해 보이는 눈빛과 함께 상당히 고통스러워 보였습니다. 평소 위장이 안 좋아 위내시경을 한 뒤부터 머리를 누르는 두통이 시작되었고 그 이후 불면증이 시작되어 힘들다고 했습니다. 그분이 복용하는 약은 십이지장궤양 약과 수면제였습니다. 이분의 식사는 오래전부터 동물성 식사를 배제하고 채식을 하고 있었으며 식사 때마다 과일을 드시고 있었습니다. 바로 이런 잘못된 건강식과 정보가 사람을 힘들게 만드는 것입니다. 동물성을 배제한 식단은 좋지만 정작 매일 힘을 내기 위해 먹어야 하는 음식이 빠진 것입니다.

우리가 매일 식사하는 이유는 음식을 통해 힘을 얻기 위해서입니다. 그러려면 먹은 음식을 잘 소화시켜야만 내 것이 되는 것이죠. 그런데 이분의 식습관은 밥과 채소 반찬 위주였지만 결국 제대로 소화를 시키지 못했다는 결론이 나옵니다. 왜냐하면 입을 통해 들어온 음식물은 제일 먼저 위에서 소화 작용을 합니다. 그런데 위가 나빠졌다는 이야기는 위에서 소화시키기 어려운 상태로 음식물이 넘어왔다는 증거입니다. 위장이 나빠지는 가장 큰 이유가 제대로 씹지 않는 것과 싱겁게 먹기 때문입니다. 앞에서도 말씀드렸지만, 싱거운 음식을 먹으면 미식거리고 토할 듯한 느낌이 드는 것은 위에서부터 소화하기 힘든 상태이기 때문입니다.

잘못된 부분을 지적하면서 현미밥 위주의 식사와 함께 충분한 소금 섭취를 위해 당분간은 하루 종일 소금을 입에 물고 지내도록 했습니다. 그랬더니 풀어지던 변들이 형태가 좋아지면서 쾌변을 보고 명치끝에서 통증을 느끼게 되었습니다. 바로 손상된 위장이 회복되고 있다는 신호를 보내는 것입니다. 우리 몸은 아파야 낫게 되니까요. 위장이 좋지 않아 소화를 제대로 못 시켰던 분들에게 꼭 나타나는 증상입니다. 그래서 어떤 분들은 현미밥이 거꾸로 소화가 잘 안 되는 음식이라고 오해하기도 하는 것입니다. 속이 불편해지는 일을 겪으니 그렇게 생각할 수도 있지만 사실은 평소 잘 안 움직이던 위장이 힘차게 움직이기 시작할 때 동반되는 현상입니다. 그러면서 몸에 조금씩 힘이 생겨 운동도 하게 되고, 항상 끌어안고 살았던 두통도 점차 사라지게 된 것입니다.

미국에서 온 40대 초반의 남자분도 비슷한 몸 상태를 보이고 있었습니다. 이분은 앞의 분에 비해 불면증이 꽤 오래되었는데 치료에 대한 설명을 해도 경계하는 모습을 보이면서 불면증이 정말 나아질 수 있는지 몇 차례나 확인할 정도로 고통스러웠던 시간이 길었던 것입니다. 어린 시절부터 미국에서 유학 생활을 해온 이분은 많은 스트레스를 경험할 수밖에 없었습니다. 지금은 안정적인 사업을 하고 있지만 그 대가로 몸이 망가져 힘들어하고 있었습니다. 얼마 전까지도 고기를 많이 섭취하고 물 대신 콜라를 마실 만큼 단 음료를 좋아했고, 인스턴트식품도 좋아하던 분이었습니다. 1년 전 심하게 십이지장궤양을 앓은 뒤 식습관을 고쳐보려 노력하고 있었습니다. 하지만 만성 소화불량과 비염, 잦은 설사와 불면증이 그분을 괴롭히고 있었습니다. 물론 지금은 변 상태가 좋아지고, 피로감을 달고 살던 분이 운동도 시작할 만큼 체력을 회복했습니다. 그리고 가장 고통스러웠던 불면증도 많이 좋아져서 수면제 없이 잠을 잘 수 있게 되어 모든 면에서 만족해하고 있습니다.

이 환자분처럼 소화 기능에 문제 있는 분들에게 불면증이 잘 생깁니다. 위에서 소화되지 않은 음식물들은 소장과 대장으로 넘어가도 장운동을 제대로 시킬 수 없기 때문에 영양 흡수가 되지 않고 배가 차가워지면서 수면을 유도하는 부교감신경을 끌어올리지 못합니다. 바로 이 점이 불면증의 원인이 되는 것입니다. 좋은 음식을 먹어도 제대로 소화시킬 수 없으니 자꾸 달콤한 음식에 기대게 되고 그런 습관은 밥보다 과일이나 음료에 의존하게 만듭니다. 이런 식습관이 결국 우리 몸의 균형을 깨뜨렸기 때문에 우리 몸은 신호를 보내는 것입니다.

최근 불면증 환자들이 늘어나면서 수면제에 기대는 분들이 많아지고 있는데 이런 분들은 꼭 다른 질병들도 함께 달고 삽니다. 왜 그렇게 되는지는 독자분들도 이제 다 아시리라 생각합니다. 분명 우리 몸이 정상적인 생활 리듬에서 벗어나는 것은 본인 스스로 만든 것입니다. 무엇이 잘못되었는지 알면 스스로 고쳐나갈 수 있습니다. 잠이 안 온다고 쉽게 선택할 수 있는 수면제를 복용하면 더 큰 질병으로 발전할 것이고, 삶의 질은 떨어집니다. 수면제를 복용하는 대신 본인의 습관을 돌아보고 개선하면 도중에 한 번도 깨는 일 없이 푹 자고 일어나서 상쾌한 아침을 맛보게 될 것입니다.

물만 먹어도 살이 찌는 비만

저희 병원에도 비만 때문에 오는 분들이 꽤 많습니다. 다른 질병을 치료하러 왔다가 프로그램을 마치면 대부분 체중이 많이 줄어듭니다. 올바른 식사를 통해 몸이 정상적으로 작동하면서 몸에 쌓여 있던 기름기가 빠져나가는데 보통 일주일에 1킬로그램 정도씩 빠지는 것을 관찰할 수 있습니다. 이런 과정을 통해 복용하던 약도 끊고 몸이 좋아지고 자연스럽게 체중 감량이 되는 것입니다.

살이 찌는 분들은 한두 번의 다이어트 경험이 있습니다. 선식도 먹어보고 과일만 먹기도 하고 효소 제품을 사서 먹는 등 다양한 경험들을 하고 옵니다. 그런데 하나같이 하는 말이, 다이어트를 할 때에는 살이 빠지다가 그 이후에 더 쪘다는 것입니다. 비싼 돈 주고 먹고 싶은 것 못 먹어가며 악착같이 했는데 다이어트 끝나고 2~3개월 정도 지나면 예전보다 더 체중이 불어 있는 것입니다. 이런 분들은 본인의 먹는 양이 남들보다 결코 많지 않다고 합니다. 그리고 물만 먹어도 살이 찌는 체질이라고 합니다.

하지만 세상에 그런 체질은 절대 없습니다. 적게 먹고 많이 먹는 것이 문제가 아니라 먹은 음식이 어떻게 대사되는지가 문제인 것입니다. 우리가 매일 식사하는 이유는 음식을 먹고 몸에서 소화시켜 힘을 내기 위해서입니다. 우리 몸을 구성하는 세포 하나하나가 음식을 통해 들어온 영양소를 흡수하여 제대로 기능할 때 우리 몸은 힘이 넘치고 특별한 증상이 생기지 않습니다. 그런데 살이 찌는 분들은 이 과정이 잘못되고 있다는 증거입니다. 그러므로 비만은 대사성 질환이라고 볼 수 있습니다. 따라서 우리 몸의 대사를 바로잡으면 필요 없는 살들이 줄어들고 건강해질 수 있습니다.

그러면 지방세포의 대사에 대해 조금 알아보겠습니다. 우리 몸이 어릴 적에 지방세포는 분열을 통해 수가 늘어나다가 성인이 되면 더 이상 늘어나지 않는다고 우리는 알고 있습니다. 더 이상 세포가 늘어나지 않는데 어떻게 지방이 많아져서 살이 찌는 것일까요? 여기서 우리는 지방세포의 기능을 살펴보아야 합니다. 지방세포는 우리가 더 이상 음식을 먹지 못할 때 비상식량 역할을 합니다. 즉 정상적인 식사를 하지 못할 때 지방세포를 태워 에너지원으로 사용하게 됩니다. 때문에 정상적인 사람들에게도 어느 정도의 지방이 필요한 것입니다.

그런데 지방세포가 커지는 이유는 지방세포의 탐식 작용에 있습니다. 우리 몸속에 돌아다니지 말아야 할 물질들이 들어오면 지방세포는 그런 물질들이 몸 안에서 돌아다니며 문제를 일으키지 않도록 감싸 안습니다. 때문에 이런 물질이 많아질수록 지방세포가 커지는 것입니다. 그래서 나이 들면 어느 정도 나잇살이 찌는 것이 더 건강한 모습이라고 주장하는 학자들도 있습니다. 지방세포의 탐식 작용이 위험한 물질을 제어함으로써 다양한 증상이 생기는 것을 막아주는 역할을 하는 데 주목하기 때문입니다. 하지만 이런 지방세포의 기능에는 한계가 있습니다. 그래서 비만 환자들은 평소엔 별문제가 없는 것처럼 보이지만 한번 문제가 발생하면 매우 통제하기 어려운 상태가 됩니다. 반대로 바짝 마른 사람들은 문제가 자주 발생하면서 아픔을 많이 호소하지만 결국 큰 질병 없이 사는 모습을 볼 수 있는 것입니다.

우리 몸에서 지방이 많아지고 커진다는 것은 문제가 있는 것입니다. 현대인들에게 가장 큰 문제는 자연적인 식재료가 아닌 가공식품들이 많아지면서 우리 몸에 혼란을 주는 것입니다. 가공식품에 들어 있는 인공적인 물질들을 배설하지 못하면 우리 몸에 쌓이는데 이때 비만이 됩니다. 따라서 비만한 사람들은 다른 사람들보다 더 많이 먹어서 살이 찌는 것이 아니라 잘못된 것을 먹어서 생기는 것입니다. 비만을 해결하기 위해서는 설탕 등의 가공식품을 멀리하고 자연식으로 돌아가면 됩니다. 우리가 매일 먹어서 힘을 낼 수 있는 현미밥을 충분히 천천히 먹고, 또 거기에 당분을 멀리할 수 있도록 천연 소금을 알맞게 먹는다면 비만은 해결됩니다. 바로 입맛을 바꾸는 작업이 비만 치유의 첫걸음입니다.

저희 병원에 내원했던 20대 초반의 여성 중에 80킬로그램이 넘는 체중으로 어머니 손에 이끌려온 분이 있었습니다. 학원 강사인 그분은 중간중간에 허기를 빵으로 해결하며 늦은 시간에 식사를 해결하곤 했습니다. 그러다 보니 자꾸 체중은 늘어가고 피곤함을 느끼고 있었습니다. 혈액검사를 해보니 간 효소 수치가 많이 올라가 있고 20대의 나이에도 총 콜레스테롤과 중성지방이 높았습니다. 지방간도 꽤 진행되고 있는 것처럼 보였습니다. 그래서 식습관의 중요성을 이야기하고 식단을 바꿀 수 있도록 안내했는데 씹는 것을 매우 힘들어했습니다. 그도 그럴 것이 이제까지 거친 음식을 접해본 적이 없기 때문에 씹는 기능이 퇴화된 것입니다. 마른 음식과 채소 반찬을 씹다 보니 양쪽 턱이 얼얼해지는 느낌이 든다고 했습니다. 2주 정도 지나고 나서야 먹는 것이 수월해졌고, 석 달 후 실시한 혈액검사에서 콜레스테롤과 중성지방 수치가 떨어지고 간 효소 수치도 정상으로 돌아왔습니다. 물론 석 달 사이에 체중은 13킬로그램이나 줄어 있었습니다.

비만 또한 건강해지면 해결되는 문제입니다. 그런데 비만이 병이 되는 이유는 비만의 원인이 대사가 잘못되어 생기는 것이므로 건강과 아무 관련 없이 혼자 오지 않는다는 것입니다. 살이 비정상적으로 늘면서 우리 몸속 어딘가에서는 혈액순환에 문제가 생겨 다른 질병으로 번져갈 수 있습니다. 그런데 이런 우리 몸의 생리를 이해하지 못하고 단기간에 살만 빼려는 노력은 불난 집에 부채질하는 꼴로 오히려 건강을 해칩니다. 때문에 단기간에 살을 빼는 다이어트를 하다가 예전 입맛대로 음식을 섭취하게 되면서 체중이 더 늘어나는 것입니다. 중요한 것은 올바른 식사이고, 그 식사가 맛있어야 한다는 점입니다. 그러다 보면 예전에 먹던 음식은 맛이 없어 다시 찾지 않게 되는데 이것이야말로 요요 현상이 없는 비만 탈출일 것입니다.

어릴 적부터 달고 사는 비염

수많은 중증 질환들을 가지고 있는 분들을 만나보면 공통점을 몇 가지 보게 되는데 그중 하나가 비염입니다. 그러다 보니 재미있는 현상은 중증 질환이 치유되는 과정에서 제일 먼저 비염이 좋아진다는 사실입니다. 환자 본인이 깨닫지 못하는 사이에 비염 증상이 사라진 것을 발견하곤 합니다. 이런 사실로 비추어볼 때 코가 약간 막혀서 숨을 쉬는 데 불편한 정도의 증상이라고 해서 비염을 우습게 보면 안 됩니다. 바로 중증 질환의 신호일 수도 있기 때문입니다.

비염은 대부분 어린 나이에 시작됩니다. 코로는 숨을 잘 못 쉬어 입을 벌려 숨을 쉬게 되고, 그러다 보니 입안이 자주 마르는 느낌이 들면서 감기도 자주 걸립니다. 그래서 비염 증상이 심해지면 약국에서 쉽게 살 수 있는 약들을 쓰다가 그래도 완화되지 않으면 병원에서 처방받아 약을 먹거나 코에 직접 분사하기도 합니다. 그런데 이때 쓰는 약들에는 대부분 혈관을 수축시키는 항히스타민제가 들어 있습니다. 더 심해지면 스테로이드제를 직접 쓰기도 합니다. 스테로이드는 강력한 혈관수축제로, 소염제 역할을 하기 때문입니다. 그런데 이런 약들은 비염을 완치시킬 수 없습니다. 잠시 코가 뚫리고 숨쉬기가 편해 시원할 수 있겠지만 그 때문에 자주 쓰다 보면 언젠가부턴 약이 듣지 않는 순간이 오게 됩니다. 바로 만성 비염이 되는 것입니다.

비염은 코점막 세포에 염증이 생기는 것입니다. 그런데 이 코점막을 이루는 세포들은 코에만 있는 것이 아니라 코를 지나고 인후를 지나고 식도를 지나 위와 장까지 이어집니다. 바로 여기에도 같은 점막 세포들이 존재합니다. 그러다 보니 코점막에 염증이 있는 분들은 식도와 위와 장에도 염증이 생겨 있습니다. 단지 코에서는 우리가 바로 인식할 수 있는 증상이었기 때문에 이 부위에만 병이 있는 것처럼 신경 쓰일 뿐이지, 사실은 위와 장에서도 증상을 만듭니다. 바로 소화에 문제가 생기는 것입니다.

위에서 쓰리고 아픈 증상이 생기기도 하고, 자주 배가 아프면서 설사를 하기도 합니다. 바로 이 모든 것들이 함께 연관되어 움직이는 증상들입니다. 같은 이유로 비염이 생기는 이유는 소화기관에 문제가 생겼기 때문이라고 생각할 수 있습니다. 소화기관인 위와 장의 염증 때문에 코점막에도 같은 증상이 생긴 것일 수 있습니다. 그렇다면 소화기관에 왜 염증이 생기나요? 소화기관은 우리가 먹는 음식을 소화시켜 힘을 내게 해주는 기관입니다. 그런데 여기에 염증이 생겼다는 것은 결국 매일 먹는 음식이 내 몸에 맞지 않는다는 증거일 것입니다. 그럼에도 우리는 코점막에만 신경 써서 약을 먹고 증상을 조절하려 노력하니 우리 몸의 소화기관이 계속 손상을 받는 것이고, 그 결과 중증 질환으로 발전하는 것입니다.

병원에 오는 환자분들의 경우도 마찬가지입니다. 비염만으로 오는 경우도 있지만 대부분 주 증상 외에 비염을 불편 증세로 이야기할 때가 너무 많습니다. 거의 모든 증세에 곁들여져 질병 꾸러미에 함께 있는 질병이 비염인 듯싶습니다. 때문에 다른 질병이 좋아지면서 제일 먼저 호전된다고 이야기하는 증상이기도 합니다. 갑상선암으로 수술 후 약을 끊고 건강을 회복하던 환자가 식습관을 바꾸면서 자신이 앓던 비염과 어린 아들이 고생하던 비염이 몰라지게 좋아졌다고 기뻐한 적이 있었습니다. 어머니에게는 사랑하는 아들의 고통이 줄어든 게 더 기쁜 것 같았습니다.

충북 음성에서 친정어머니와 35세의 환자가 함께 내원했습니다. 어머니의 경우 중성지방이 항상 높은 편이었고, 35세의 환자는 갑자기 후각이 없어져서 아무 냄새도 맡지 못해 불안해하는 모습이었습니다. 그 환자는 비염, 역류성 식도염과 후두염, 위염과 빈혈을 오랫동안 가지고 있었습니다. 아이 셋을 두었는데 막내를 가졌을 때 임신중독이 심해 8개월부터는 입원해서 영양제로 아이와 산모의 생명을 이어가야 하는 상황을 겪기도 했습니다. 살아온 곳이 복숭아로 유명한 곳이어서 어릴 적부터 과일을 주식 삼아 먹고, 복숭아가 나지 않을 때에도 복숭아즙을 음료처럼 마시며 살았다고 합니다. 부드럽고 달콤한 당분을 섭취하다 보니 밥보다는 빵, 과자, 고구마, 부침개가 한 끼의 식사를 대신하는 경우가 많았습니다. 이렇게 간식을 즐기면서도 설탕과 크림이 믹스된 봉지 커피를 이웃들과 하루에 두세 잔씩 나누어 마시며 모임을 갖는 것이 일상적인 생활이었습니다. 후각이 망가진 원인은 잘못된 식생활과 오랫동안 비염으로 인한 약물의 지속적인 사용이었습니다. 이후 모든 약을 끊고 밀가루 음식과 설탕, 과일을 금한 결과, 권위 있는 대형 병원에서도 되돌릴 수 없다고 진단한 후각이 살아날 수 있었습니다.

비염은 식사를 바꾸는 것만으로도 치료할 수 있습니다. 바로 코점막과 같은 점막으로 이루어진 소화기관이 건강해지면 비염도 사라지기 때문입니다. 이런 생리를 모르면 앞에서 말씀드린 혈관수축제 약들을 쓰게 되고 그러다 보면 오히려 병을 키우는 결과를 초래하게 됩니다.

많은 학자들이 점막 세포에 염증이 발생하는 원리를 스트레스로 설명합니다. 물론 맞는 말입니다. 우리가 흔히 경험하는 것 중 하나가 극심한 스트레스를 받으면 속 쓰린 증상이 생기는 것입니다. 누구나 몇 번씩은 경험해보았을 것입니다. 이런 변화는 스트레스 상황에서 우리 몸의 자율신경이 교감신경 우위로 변하고 그럴 때 혈액 속의 백혈구는 과립구 우위로 올라서면서 과립구가 많이 존재하는 점막에서 염증을 만들게 되는 것입니다.

이런 변화는 우리 몸의 자율신경이 외부 환경의 변화에 대처하기 위해 변하는 것으로 보입니다. 그런데 문제는 이런 변화가 지속될 때 만성적인 염증이 발생합니다. 이때 필요한 것은 스트레스를 이길 강한 체력입니다. 스트레스를 없애지 못한다면 스트레스를 이길 수 있는 체력을 가져야 하는데, 이 방법으로 가장 효과적인 것이 식이요법입니다. 올바른 식사를 통해 우리 몸의 균형을 찾는 것입니다.

자율신경의 균형을 맞추면 우리 몸을 힘들게 했던 증상들이 사라집니다. 대부분의 경우, 질병은 교감신경이 우위에 있는 스트레스 상황에서 깨진 균형을 맞추기 위해 부교감신경을 끌어올리는 과정에서 발생합니다. 바로 부교감신경이 올라갈 때 말초 혈관이 확장되면서 통증이 생기는 것입니다. 이렇게 불편한 증상이 생길 때에는 부교감신경을 더욱더 끌어올릴 수 있도록 도와주면 문제가 해결되는데 환자들은 거꾸로 교감신경을 자극하여 혈관을 수축시키는 약을 쓰고 있습니다. 약을 끊고 올바른 식사를 통해 장운동을 활발하게 만들어주면 부교감이 자극되고, 처음에는 불편한 증상이 생기겠지만 결국 스트레스를 이길 수 있는 체력을 만들 때 증상은 사라지는 것입니다.

수차례 경험하는 복통과 설사

우리는 살아가면서 복통과 설사를 몇 번씩 경험합니다. 창자가 끊어질 것 같은 복통 때문에 응급실로 직행한 경험도 있을 것입니다. 우리 몸은 왜 이런 증상을 만들까요? 흔히 우리 몸에 맞지 않은 음식을 먹거나 여행을 가서 물을 갈아 마시면 생깁니다. 바로 익숙하지 않거나 잘못된 음식이 몸에 들어오면 우리 몸의 장은 스스로 판단하여 증상을 일으킨다고 생각됩니다. 나쁜 물질이 몸속으로 들어가지 못하도록 막는 것입니다. 우리의 생명에 치명적일 수 있는 식중독균 같은 것이 음식을 통해 들어왔을 때 우리 몸은 즉각 복통과 설사를 일으켜 위험한 상황에서 벗어나려고 합니다. 즉 우리 몸 안의 수분을 이용해 장을 씻어내는 과정이 설사로 나타나는 것입니다. 그런데 이때 복통이 동반되는 것은 장으로 혈류를 증가시켜주기 때문입니다.

또 장에서 소리가 나고 뒤틀리는 느낌이 드는데 이는 바로 혈류가 증가하면서 장운동이 증가하기 때문입니다.

이렇게 한바탕 소동을 겪고 나면 장은 다시 소화할 수 있는 상태로 되돌아와 제 기능을 하게 됩니다. 이런 의미에서 복통과 설사는 우리 몸의 강력한 방어와 면역 반응이라고 볼 수 있습니다. 그러므로 복통이 있고 설사가 날 때는 무조건 식사를 금해야 합니다. 장에서 소화할 수 없는 상태임을 알려주는 신호가 왔으므로 금식하면서 통증이 사라지고 설사가 멈출 때까지 기다려야 하는 것입니다. 물론 복통과 설사가 있으면 입맛도 떨어져서 잘 먹지 못하게 됩니다. 어떤 경우에는 식욕이 감퇴하여 먹을 수 없는 상황이 며칠 지속될 때도 있습니다. 과도한 설사로 탈수되는 경우도 생길 수 있습니다.

이런 탈수를 방지하기 위해서는 소금을 많이 먹어야 합니다. 즉 복통과 함께 설사가 시작된다면 금식하면서 소금을 입안에 자주 물고 있는 것이 탈수를 예방하는 데 좋습니다. 이렇게 해주면 대부분 하루 정도 지나면서 증상이 완화되고 다시 식사할 수 있는 상태가 됩니다.

그런데 복통과 설사를 자주 하는 사람들이 많습니다. 특히 스트레스를 받거나 신경을 쓰면 바로 배에서 신호가 오는 분들이 그렇습니다. 이것은 과민성 대장 증상이라 할 수 있는데 평소 먹는 음식이 좋지 않아 생기는 현상입니다. 앞서 말씀드린 것처럼 우리 몸이 스트레스를 받으면 혈액이 머리로 쏠립니다. 이때 손과 발은 차가워지고 배도 차가워지면서 소화가 잘 안 됩니다. 이를 스트레스 반응이라 하는데 이런 반응이 나타날 때 제대로 소화를 시키지 못하고 변이 풀어지고, 소화를 시키기 위해 장으로 혈류가 증가하면서 통증이 생기는 것입니다. 스트레스에 예민한 분들은 평소 배가 차가워진 것을 볼 수 있는데 이 상황이 습관적으로 계속되면 또 다른 질병이 나타납니다. 그 이유는 배가 차가워지면 체온이 떨어지고, 체온이 떨어지면 몸의 혈액순환에 문제가 생기기 때문입니다. 그래서 몸 여기저기에 염증과 통증이 발생하고 체력이 떨어지면서 암도 발생하는 것입니다.

잦은 스트레스 때문에 소화기관에 문제 있는 분들의 식사를 살펴보면 대체로 혈당을 빨리 높이는 음식을 선호합니다. 현미밥이나 거친 채소 반찬을 씹어 먹기보다 부드러운 음식을 선호하는 경향이 강합니다. 부드러운 육류나 육류 가공식품, 빵이나 밀가루 음식들, 죽 종류, 과일이나 주스 같은 유동식을 더 많이 먹고 있습니다. 하지만 이런 식사가 장에 더 많은 손상을 주어 악순환이 반복되는 것입니다. 평소 배가 자주 아프고 설사를 자주 한다면 먼저 당분 섭취를 줄이려고 노력하면서 소금 섭취를 늘려주면 속이 편안한 상태가 될 것입니다.

능력을 인정받는 30대 초반의 회계사 일을 하는 남자분이 궤양성 대장염이라는 진단을 받자마자 달려왔습니다. 어릴 적부터 공부를 잘하고 책임감이 강했다고 합니다. 하지만 부정교합이 심해서 일곱 살 때부터 10대 시절의 많은 시간을 치아 교정을 하며 지냈습니다. 대학 시절에는 수술까지 해서 석 달간 죽만 먹고 지낸 적도 있었습니다. 학창 시절 학업에 대한 스트레스도 많이 받았고, 부정교합의 치아 상태로 딱딱한 것과 거친 음식을 먹기보다는 혈당을 빨리 올리는 달콤한 음식을 주로 먹어왔습니다. 여러 과일을 섞어서 갈아 마시는 습관은 지금까지 이어오고 있었습니다. 시험 때가 되면 항상 배가 아팠던 기억, 매일 아침마다 어머니가 정성스럽게 갈아준 과일 주스로 하루를 시작하고, 아침은 식빵에 잼을 발라 먹으면서 속이 불편한 것은 당연히 타고난 체질로 여겼습니다. 가끔 심한 설사와 복통이 있을 때는 잠시 굶으면서 다스리고, 그러다가 다시 불편해지고 하는 시간이 반복되다 보니 결국 난치성 질환이라 부르는 궤양성 대장염 환자가 되고 만 것입니다.

이분의 경우, 누구보다 건강에 대한 원리에 관심이 많았고 어떤 의미인지를 잘 이해했습니다. 하지만 단순한 당분 섭취 과정을 벗어나 통곡물을 소화시켜 당분을 얻어야 하는 우리 몸의 시스템을 재정비하는 동안 심한 공복감과 무력감, 짜증스러운 시간을 견뎌내야 했습니다. 다행히 현미 채식을 기본으로 식생활을 바꾸고 소금 섭취를 하면서 이제는 정상적인 변을 보고 있습니다. 그리고 한 끼만 굶어도 힘들어하던 체력에서 이제는 저녁 식사를 거르고 달리기를 해도 몸의 균형이 크게 깨지지 않는 강한 몸이 되었습니다.

건강하게 살려면 장운동에 주목해야 합니다. 장이 제대로 운동하면서 소화를 시켜주고 영양을 흡수해야 우리 몸에는 힘이 생깁니다. 이런 과정이 제대로 돌아가면 우리 몸에서는 증상도 사라질 뿐 아니라 건강한 상태를 계속 유지할 수 있습니다.

가슴이 타는 고통의 역류성 식도염

최근 20~30대의 젊은 사람들에게 많이 생기는 질병 중 하나가 역류성 식도염일 것입니다. 식사할 때나 식사를 마친 뒤 가슴이 타는 듯한 통증을 느끼고, 삼킨 음식물이 어느새 입안에 역류되어 불편한 증상을 일으킵니다. 왜 이런 증상이 젊은이들에게 나타날까요?

우선 싱겁게 먹어야 한다고 믿게 된 건강 상식이 원인이라고 봅니다. 우리가 먹는 음식은 항상 소금 간을 합니다. 간이 안 된 음식은 채소를 먹더라도 느끼하고 미식거리는 느낌이 나서 많이 먹지 못합니다. 그래서 간을 맞춘 음식이 맛있고 많이 먹을 수 있는 것입니다. 이런 현상이 나타나는 것은 바로 음식과 함께 먹는 소금과 관련이 있습니다. 즉 소금이 부족하면 우리 몸의 위에서 음식을 제대로 소화시킬 수 없기 때문에 맛없게 느껴지고, 음식을 토하려 하는 것입니다.

그러다 보면 먹은 음식과 뒤섞인 위산이 위 입구를 둘러싸고 있는 괄약근을 넘어 식도로 올라옵니다. 이때 강한 산성을 띤 위산이 식도 점막에 손상을 입힙니다. 그래서 간을 하지 않고 먹는 식생활 습관을 바꾸어야 위산 역류를 막을 수 있는 것입니다. 요즈음 젊은 사람들에게 역류성 식도염이 많이 나타나는 이유는 바로 소금 섭취 부족에 있습니다. 항상 싱겁게 먹으라고 교육받은 데다 실제로 집에서나 학교 급식에서도 질 좋은 소금을 섭취할 기회가 없으니 소화기관이 무기력해지는 것입니다.

두 번째는 소화 능력이 떨어지면서 부드럽고 달콤한 음식에 탐닉하는 현상과 관련이 깊습니다. 거친 음식을 꼭꼭 씹어 먹을 수 있게 훈련되지 못한 요즘의 젊은 세대는 부드럽게 가공되어 있는 음식을 좋아합니다. 때문에 턱관절이 발달하지 못한 것을 볼 수 있습니다. 실제로 요즘 젊은이들은 위아래 턱이 잘 맞지 않습니다. 꼭꼭 씹어야 할 일들이 없어져서 그런지 위턱에 있는 치아와 아래턱에 있는 치아가 잘 맞지 않게 성장하는 것입니다. 그 결과 부정교합이 생겨 치과에 가서 교정 치료를 받는 일이 많아지고 있습니다. 그런데 교정 치료는 정상적인 치아를 뽑아내고 치열을 맞추다 보니 더욱 씹기 어려워지는 단점이 있습니다. 그래서 치열 교정을 몇 년씩 하다가 큰 병을 얻기도 합니다. 왜냐하면 좋은 음식을 제대로 씹어서 소화할 수 없으므로 부드럽고 달콤한 음료수 등으로 식사를 대신하면서 몸이 차가워지기 때문입니다. 교정 치료를 하는 동안 역류성 식도염과 장 질환이 많이 생기는 이유가 되기도 합니다.

가슴이 타는 듯한 통증이 생기는 것은 어디까지나 신호입니다. 따라서 우리 몸의 일부가 손상되어 그것을 복구하기 위해 노력하고 있다는 신호를 보낼 때 무엇을 잘못하고 있는지 빨리 점검해야 합니다. 그럼에도 많은 병원에서는 역류성 식도염이 생겼을 때 약을 처방하고 있습니다. 제산제와 함께 독한 항생제를 처방하는데 이런 약은 우리 몸에 도움이 되지 않고 오히려 간과 장을 손상시켜 더 많은 질병을 불러일으킵니다.

몇 년 전 겨울에 전라남도 목포에서 진료실을 찾아온 30대 초반의 남자분이 있었는데 역류성 식도염으로 5년째 약을 먹고 있다고 했습니다. 한데 이분의 직업이 의사였습니다. 병원에서 전공의 생활을 하면서 생긴 역류성 식도염이 전문의 시험을 보고 공중보건의로 근무하는 지금까지 계속되고 있다며 저를 찾아왔습니다. 그래서 역류성 식도염이 생기는 식사가 어떤 것인지 알려준 뒤 천천히 씹어서 밥을 먹고 소금 섭취를 충분히 하라고 당부했습니다.

하지만 소금 섭취에 대해서는 쉽게 받아들이지 못하는 모습이었습니다. 그도 그럴 것이 의과 공부를 하던 시절 내내 싱겁게 먹어야 건강식이라고 귀에 못이 박이도록 들어왔는데 하루아침에 바꿀 수는 없었을 것입니다. 저 또한 의과대학을 다니면서 그렇게 들어왔고, 대학을 졸업하고 병원에서 근무할 때도 환자들에게 싱겁게 먹으라고 수없이 조언했습니다. 심지어는 어떻게 하면 더 싱겁게 먹을 수 있는지를 연구할 정도였습니다. 그러나 싱겁게 먹어야 건강해진 다는 신념이 깨진 것은 환자들을 상담하고 관찰하면서부터입니다. 저염식을 하고 식사량을 줄이면서 조금 나아지는 듯하던 환자들이 오래 지속하지 못하고 힘들어하다가 중도에 포기하는 모습을 보며 '이게 무엇 때문일까?' 고민하게 되었습니다. 혈압과 혈당이 떨어져서 약을 끊을 정도가 되었는데도 항상 힘이 없다고 말하는 것이었습니다. 이런 분들을 보며 어떻게 식사를 해야 힘을 내고 건강해질 수 있는지를 연구하다가 소금 섭취의 중요성을 알게 된 것입니다.

의사의 입장에서 소금을 먹어야 한다고 이야기하는 것은 쉽지 않은 선택이었습니다. 소금 섭취가 중요하다고 진료실에서 말해주면 대부분의 환자들이 의아해합니다. 어떤 병원에서도, 어떤 의사도 심지어 언론에서도 소금을 많이 먹으면 안 된다고 이야기하는데 우리 병원에서만 소금을 충분히 먹어야 한다고 하니 처음부터 받아들이지 못하는 분들이 많은 것도 당연합니다. 그러나 다른 병원, 특히 대형 병원에서 약물 복용 외에 더 이상 해줄 게 없다고 판정받은 사람들이 진료실을 찾아와 통곡물과 천일염 섭취를 늘리면서 오랫동안 먹어오던 약을 끊고 건강을 회복하는 모습을 보면 저의 판단이 옳았다고 지금은 확신합니다.

또 예전부터 우리 민족이 먹어왔던 식생활을 보면 절대로 싱겁게 먹으려 하지 않았다는 것을 알 수 있습니다. 밥상에는 항상 소금이 기본이 되는 고추장, 된장, 간장으로 간을 맞춘 음식이 올라왔습니다. 반찬의 가짓수를 정하는 3첩, 5첩 반상은 밥과 국, 김치, 간장을 제외한 숫자입니다. 이렇게 밥상의 기본이 될 만큼 장은 필수적인 요소였습니다. 그리고 생채소를 먹을 때도 항상 된장이나 고추장을 찍어서 함께 먹어왔습니다. 요즘 유행하는 생채소로 만든 샐러드를 살펴보면 소금으로 만든 장보다는 과일이나 설탕 등의 달콤한 드레싱이 채소 위에 뿌려져 있는 것을 보게 됩니다. 이렇게 먹는 것이 건강식인 것처럼 말입니다. 샐러드에 쓰이는 채소를 보면 주로 서양에서 들어온 것임을 알 수 있는데 이름만 살펴보아도 양배추, 브로콜리, 파프리카 등 대부분 부드러운 채소들입니다. 우리의 전통적인 식사에서는 여름철을 제외하고 이런 생식이 올라오지 않습니다. 또 이렇게 싱겁고 달콤하게 먹지도 않았습니다. 최근 들어 요리하는 방법과 식재료가 달라지면서 예전에 없던 병들이 생겨나고 있는 이유입니다. 우리 민족이 수천 년에 걸쳐 건강하게 살기 위해 지켜오던 지혜를 다시 살려내야 할 때입니다.

이런저런 검사를 반복하고도 원인을 모르는 어지러움

어지러움과 두통으로 병원을 찾는 분들이 늘어나고 있습니다. 이런 분들은 원인을 찾기 위해 여러 가지 검사를 하는 경우가 많은데, 대부분의 경우 이런저런 검사에서 이상을 찾기가 어렵습니다. 컴퓨터단층촬영(CT)을 찍고 자기공명영상(MRI)을 찍어도 정상이라는 결과만 나옵니다. 그러다 보니 이상하고 어려운 병명이 붙는 경우가 많습니다. 예를 들면 '메니에르 증후군' 같은 것들인데, 림프액의 과다생성을 원인으로 보는 병명입니다. 그런데 이렇게 변하는 이유를 정확히 모른다고 합니다. 이런 진단은 잘못된 것입니다. 정확한 원인을 모르니 이런저런 증상을 모아서 '무슨무슨 증후군' 하고 진단명을 만드는 것뿐입니다. 진단명을 듣는 환자 입장에선 어려운 이야기이므로 '내 병이 참 특이한 병인가 보다' 생각하고 더 불안한 마음을 갖게 될 것입니다. 하지만 의사들은 증상의 원인도 정확히 파악하지 못하면서 환자에게 처방해줍니다. 대부분 항히스타민 제제나 스테로이드 제제와 같은 항알레르기 약들을 쓰는데, 이런 약들은 잠시 증상을 완화시켜줄지는 모르지만 근본적인 원인을 해결하지 못하고 오히려 약 자체의 부작용으로 또 다른 증상을 만들어냅니다.

어지러움과 같은 증상의 원인을 이해하기 위해서는 우리 몸이 작동하는 원리, 즉 생리에 대한 생각을 먼저 해야 합니다. 우리가 흔히 겪는 어지러움은 오래 누워 있다가 일어날 때 혹은 식사를 하고 나서 바로 운동을 할 때 느낍니다. 머리가 심장보다 위에 있기 때문에 체위 변화에 따라 즉각 머리에 혈액을 충분히 보내주어야 합니다. 그런데 몸이 이 변화에 빨리 반응해서 혈액을 공급하지 못할 때 뇌에 혈액이 부족해서 어지러움을 느끼게 되는 것입니다. 어지러움이 심할 때는 눈앞이 노래지면서 순간적으로 정신을 잃기도 합니다. 이처럼 두뇌에 혈액순환이 잘되어야 일상생활에 무리가 없는데, 이런 기능에 문제가 생겼을 때 바로 어지러움을 느끼는 것입니다. 이는 혈액순환이 문제의 핵심이며, 혈액순환을 개선하면 증상이 사라지는 원리입니다.

연세 드신 어르신들을 보면 노년의 즐거움은 마음 맞는 친구들과 함께하는 것이 가장 재미있고 신나는 일인 듯싶습니다. 하지만 서로 건강해야 가능한 일이겠지요. 그래야 함께 산에 오르고 여행도 할 수 있습니다. 때문에 가족의 건강과 친구분들의 건강에도 관심이 많은 것 같습니다. 이런 열망을 가진 어르신이 친구 두 분을 병원에 모시고 왔습니다. 공교롭게도 두 분 모두 갑자기 어지러워서 쓰러진 경험이 있었습니다. 한 분은 6년 전 단전호흡을 하다가 뒤로 넘어졌고, 이후 혈압 약을 처방받아 드셨는데 매년 1~2회 정도 승용차를 타고 여행하다가 쓰러지는 위험한 상황이 반복되었다고 했습니다. 얼마나 불안할지 상상이 되질 않더군요.

그런데 이런 분이 얼마 전부터 용기를 내어 복용하던 혈압 약을 끊었다고 했습니다. 사업상 식사 자리가 많아 엄격하게 현미 채식을 하진 못했지만 가급적 지키려고 노력하자 몸이 놀랍게 변하기 시작했습니다. 처음 방문했을 때 160/100에 이르던 혈압이 20일 뒤부터는 120/80 안팎으로 떨어지고, 90킬로그램대의 몸무게가 80킬로그램이 되면서 골프장에서 운동할 때도 가볍게 걸을 수 있게 되었다고 했습니다. 당연히 어지러움은 느끼지 않았고, 평상시 좋은 컨디션을 유지할 수 있게 되었습니다.

다른 한 분은 친구들과 등산하는 중에 잠시 앉아 쉬고 일어나다가 어지러움을 이기지 못해 쓰러졌다고 합니다. 함께 있던 친구들은 크게 놀랐을 것입니다. 10년 동안 혈압 약을 드셨는데 혈압은 높지 않지만 자꾸 어지러워서 일상생활이 불편하다고 했습니다. 식습관을 바꾸고 혈압 약을 끊자 시간이 지나면서 어지러움이 조금씩 없어지는 것을 경험할 수 있었습니다. 혈압은 130/80 정도를 고르게 유지하면서요. 처음엔 말씀하시지 않았는데 한 달이 지난 뒤 자신은 발가락이 시린 증세가 만성적이었는데 3일 전부터 그 증세가 없어졌다고 좋아하는 모습을 보니 생각지도 않았던 보너스를 받은 기분이었습니다. 혈액순환이 되면 이처럼 많은 문제가 해결됩니다.

얼마 전 신문 기사를 보니, 메니에르 증후군의 정확한 원인은 모르지만 메니에르 환자가 늘어가는 원인이 짠 음식과 밀접한 관련이 있다고 지적하고 있었습니다. 이 또한 잘못된 이야기입니다. 현대인들이 예전보다 더 짜게 먹고 있습니까? 싱겁게 먹어야 하는 것으로 알고, 될 수 있으면 싱겁게 먹으려고 노력하는 것이 현대인입니다. 그럼에도 어지러운 증상이 있는 메니에르 증후군 환자가 늘어가고 있다는 것은 다시 말해 싱거운 음식을 먹는 사람이 점차 늘고 있기 때문으로 볼 수 있습니다. 혈액순환에 꼭 필요한 소금 성분이 줄어들고 대신 달콤한 당분 섭취가 늘면서 혈액순환에 문제가 있어 생기는 증상으로 보아야 하는 것입니다. 평소 너무 싱겁게 먹어서 혈액순환을 시킬 힘이 부족할 때 생기는 증상이 어지러움입니다.

최근에는 노인층뿐 아니라 젊은 사람들에게도 혈액순환 장애가 많이 생기고 있습니다. 저희 병원에 왔던 20대 초반의 여자분은 지하철을 타러 걸어가다가 어지러워 넘어져서 턱밑이 찢어졌고, 중학생이 아침에 잠자리에서 일어나다가 어지러워 쓰러지면서 얼굴을 다쳐 오는 경우도 있었습니다. 보통은 나이 들면서 어지러운 증상이 많이 생기는데, 이제는 젊은 사람들에게도 흔한 일이 되어버렸습니다. 원인은 바로 잘못된 식사에서 비롯됩니다. 머리끝에서 발끝까지 혈액을 공급할 힘이 없을 때 생기는 증상이기 때문입니다. 혈관과 심장이 힘차게 움직일 수 있도록 만들어주면 증상이 사라지는 것이 바로 그 증거입니다.

따라서 혹시라도 자주 어지러운 증상이 생긴다면 혈액순환에 문제가 생긴 것으로 인정하고 혈류를 개선하기 위해 노력해보세요. 우선 통곡물로 식사하는 것은 기본입니다. 그리고 힘이 빠지지 않고 순환될 수 있도록 천일염 섭취를 늘려야 합니다. 또 따뜻한 것을 가까이 하기보다는 외부 온도를 차갑게 하거나 냉수욕으로 체력을 단련시킬 때 개선될 수 있는 것이 혈액순환입니다. 혈액순환이 좋아지면 몸에 힘이 생기면서 어지러운 증상이 사라질 것입니다. 이런 우리 몸의 생리를 이해하지 못하면 괜히 이런저런 검사를 한다면서 방사선에 노출되는 일을 겪을 것이고 경제적으로도 많은 피해를 볼 것입니다. 우리 몸에서 일어나는 일들에 대해 좀 더 공부하고 고민해야 하는 이유입니다.

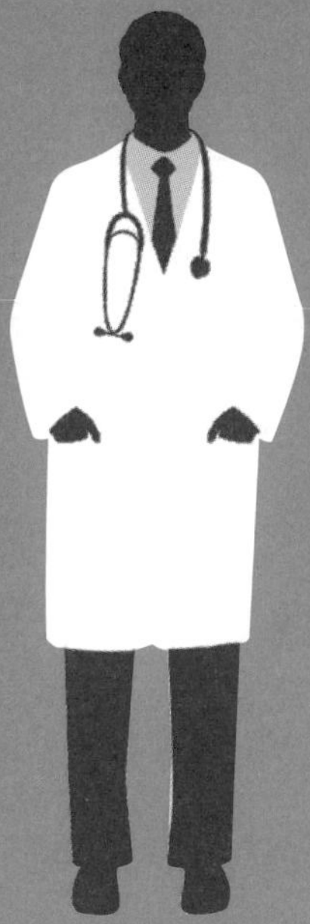

제6장

고치지 못할 병은 없다

태어날 때부터 혈압이 높다는 본태성 고혈압

진료실에서 가장 많이 언성을 높이고 이해시키기 힘든 부분이 혈압에 대한 이야기입니다. 대부분의 사람들이 혈압이 높으면 큰일 날 수 있으므로 혈압 약을 먹어야 한다고 믿기 때문입니다. 잠시 혈압이 높아지거나, 뒷목이 뻣뻣하고 두통이 오면 혈압 약을 생명줄로 알고 드시는 분들이 많습니다. 그분들에게 묻습니다. 왜 고혈압이 생기는지를 말입니다. 그러나 이 질문에 정확히 대답하시는 분들은 별로 없습니다. 혈압이 높아지면 위험하다고만 생각할 뿐, 혈압이 왜 높아지는지에 대한 이유를 아시는 분들이 없습니다. 심지어 의사들도 이유를 잘 모릅니다. 그래서 고혈압의 진단명이 본태성 고혈압(本態性高血壓)인 것입니다. 즉 이런 진단명은 당신이 원래 타고난 고혈압 환자라고 말하는 것입니다. 우리나라 사람들이 언제부터 이렇게 유전적으로 고혈압이었을까요? 할아버지 세대? 아니면 그 위에 증조할아버지, 고조할아버지인가요? 그것도 아니면 단군 할아버지일까요? 조금만 생각해보면 말이 안 되는 진단명이라는 것을 알 수 있습니다. 그런데도 아직까지 의사들은 그렇게 생각하고, 환자들에게 혈압이 높아지면 안 되니 혈압 약을 먹어서라도 조절해야 한다고 조언합니다. 안 그러면 쓰러질 수 있다는 협박을 덧붙이면서요.

혈압은 우리 몸에서 어떤 역할을 할까요? 예를 들어보겠습니다. 수도꼭지를 열면 물이 콸콸 쏟아져 나옵니다. 물론 수압이 낮은 곳에서는 졸졸 나오겠지요. 이는 수도꼭지 뒤에 있는 수도관에 어떤 힘이 있다는 것을 말합니다. 바로 수돗물을 밀어내는 수압이 존재하는 거지요. 수압이 존재하니 수도꼭지를 틀면 물이 나오는 것입니다. 우리 몸에서도 혈관을 따라 혈액이 움직입니다. 그런데 혈관으로 혈액을 움직이게 하는 것이 바로 혈압입니다. 혈압 때문에 혈액은 우리 몸속 곳곳에 혈액을 보내줄 수 있는 것이고, 그래야만 우리 몸은 힘차게 움직이면서 활동할 수 있게 되는 것입니다.

그런데 이런 혈압은 항상 같은 정도로 존재하는 것이 아닙니다. 우리가 흔히 겪을 수 있는 상황은 화가 났을 때를 생각해보면 됩니다. 화가 나면 혈액이 머리 쪽으로 솟구치는 것을 느낄 수 있습니다. 왜 이런 현상이 생길까요? 화가 났다는 것은 바로 많은 생각을 하는 것이고, 이럴 때 머리가 팽팽 돌아가야 하니 혈액이 머리로 쏠리는 것입니다. 이때 혈압은 떨어질까요, 올라갈까요? 당연히 올라갑니다. 혈압이 올라가야 머리로 충분한 혈액을 공급할 수 있기 때문이죠.

머리가 심장보다 위에 있기 때문에 중력의 반대 방향으로 올려 보낼 힘이 있어야 합니다. 거꾸로 이런 힘이 없는 사람들은 자주 어지러움을 호소합니다. 누웠다 일어날 때 또는 앉았다 일어날 때 눈앞이 노래지면서 픽 하고 쓰러질 수도 있다는 것입니다. 이처럼 우리가 낮 시간 동안에 활동하기 위해서는 머리에 충분한 혈액이 공급되어야 합니다. 그러기 위해서는 일정한 정도 이상의 혈압이 꼭 필요한 것입니다.

그런데 화가 나지 않은 상태에서도 정상적인 혈압의 범위를 벗어나 있다는 것은 무엇을 의미할까요? 바로 머리로 혈액이 잘 가지 않고 있다는 신호입니다. 때문에 우리 몸은 혈압을 높여서라도 머리로 혈액을 공급하는 것입니다. 그렇다면 머리로 왜 혈액이 잘 가지 않는 것일까요? 원인은 혈관의 노화와 관련 있습니다. 수돗물을 보내는 수도관도 오래되면 내부에 때가 끼게 되고 심해지면 막힐 수 있습니다. 또 어떤 부위는 압력을 이기지 못하고 터질 수도 있습니다. 이런 현상은 모두 수도관이 낡아서 나타납니다. 그런데 정상적인 노후 현상보다 빨리 일어나는 요인은 수도관을 돌아다니는 수돗물이 탁해질 때 진행이 빨라질 수 있습니다. 즉 수돗물 속에 수도관의 때를 만들 수 있는 노폐물이 많으면 노후 현상이 빨라지는 것입니다.

마찬가지로 우리 몸속에 있는 혈관도 노화 현상을 겪는데 노화가 빨라지는 것은 혈액이 탁하기 때문입니다. 그러면 혈액을 탁하게 만드는 것은 무엇일까요? 항상 말씀드리지만 혈액은 무엇으로 구성되는지 알아야 합니다. 그것은 바로 우리가 매일 먹는 음식입니다. 우리 몸이 해독할 수 있는 범위를 넘어서는 음식을 먹으면 혈액이 탁해질 수 있는데 대표적인 것이 동물성 음식입니다. 앞에서도 지적했듯이 과도한 동물성 식사는 혈액 속의 콜레스테롤을 높입니다. 콜레스테롤은 어느 정도 있어야겠지만 수용 범위를 넘어서면 문제가 발생합니다. 수도관의 예를 들었지만, 사실 혈관은 수도관과 다르게 움직입니다. 그래서 혈압을 재면 수축기 혈압과 이완기 혈압의 두 가지 수치가 나오는데 이렇게 혈관은 수도관과 달리 움직이면서 혈액순환을 합니다. 그런데 혈관이 노화되면 혈관의 움직임이 둔해집니다. 말랑말랑한 상태가 아니라 딱딱해지는 것이죠. 이를 동맥경화라고 부릅니다. 바로 이 동맥경화가 고혈압의 원인이 되는 것입니다. 따라서 고혈압의 치유는 동맥경화를 막아주면 됩니다.

그런데 이런 우리 몸의 생리를 이해하지 못하면 혈압이 높을 때 꼭 혈압 약을 먹어야 한다고 생각하게 됩니다. 하지만 동맥경화는 우리가 매일 먹는 음식에서 생기므로 혈압 약이 동맥경화를 막아주지 못합니다. 혈압 약은 혈관이 수축하는 힘을 약화시킴으로써 혈압을 떨어뜨려줄 뿐입니다. 그러다 보니 혈압 약을 먹으면 혈액순환이 어떻게 되겠습니까? 혈액순환이 더 잘될까요? 늘어진 혈관으로 혈액을 잘 순환시킬 수는 없습니다. 그래서 혈압 약을 오래 먹게 되면 오히려 혈액순환에 문제가 생겨 증상이 나타날 수 있습니다.

지난겨울 진료실을 찾은 50대 후반의 남자분은 운전 일을 하는데 자주 손이 저리고 밤에는 다리에 쥐가 나서 힘들다고 했습니다. 제가 그분에게 혈압 약을 드시냐고 물었더니 3년 전부터 협심증이 있어

스텐트 시술을 받았고 지금은 약물을 복용하고 있다고 했습니다. 진료실에 찾아와서 손발 저림을 호소하는 사람 중에 많은 분들이 오랫동안 혈압 약을 먹고 있다는 사실을 알고 있었기에 이런 증상이 있는 분들에게는 꼭 물어보는 질문입니다.

그럼 혈압 약이 왜 손발 저림을 만들까요? 우리 몸에서 손발을 움직인다는 것은 그곳까지 혈액이 가야 가능한 일입니다. 추운 곳에 갔을 때 손가락이 굳어버리는 이유는 손이 차가워지면서 일시적으로 혈액이 없기 때문이죠. 이처럼 우리가 일상생활을 하면서 손발을 움직여야 하는데 혈압 약은 혈관의 움직임을 방해하게 됩니다. 그러니 혈압이 떨어져도 상대적으로 손끝 발끝으로 혈액이 잘 가지 않게 됩니다. 그때 우리 몸은 혈관을 확장시키려고 노력합니다. 그래야 움직일 수 있기 때문이죠. 그런데 이런 노력을 하게 되면 곧바로 불편한 증상이 나타납니다. 혈관을 확장할 때 저린 증상이 생기는 것입니다. 다시 생각해보면 우리 몸에서 신호를 보내는 것이라 할 수 있습니다.

그래서 이분에게도 이런 설명을 해준 뒤 혈관이 막히는 동맥경화를 막을 수 있다면 혈압 약을 비롯한 심장 약도 끊을 수 있고 그래야만 증상이 사라질 것이라고 말씀드렸습니다. 그와 더불어 이분의 직업상 운전을 오래 해야 하는데 어차피 식사는 해야 하니 아침은 집에서 드시고 현미밥을 도시락으로 싸 가지고 나갈 것을 조언하면서 운전 중에 소금을 자주 드시게 했습니다. 그런 다음 지속적으로 혈액검사를 하면서 추적 조사를 했을 때 너무나도 성실히 잘 따라 준 결과, 몰라보게 몸이 회복되었습니다.

이분에게서 나타난 저린 증상 외에 혈압 약은 더 큰 문제가 있습니다. 일상생활을 유지하기 위해서는 머리에 충분한 혈액이 공급되어야 하는데 혈압 약을 먹음으로써 두뇌에 혈류가 감소하게 됩니다. 그러다 보면 뇌 조직이 손상될 수 있는데 이때 생기는 것이 바로 치매입니다. 기억이 가물가물해지다가 결국 자신이 누군지도 모른 채 생을 마무리해야 되는 사태가 벌어집니다. 치매는 사회적으로 가정적으로 개인적으로 큰 문제가 아닐 수 없습니다. 그런데 고혈압 환자가 늘어나면서 치매 환자도 늘어나는 것은 우연이 아닐 것입니다. 머리에 혈액을 보낼 만큼 충분한 혈압을 확보하지 못하면 뇌 조직은 손상을 받게 되고, 심한 경우 혈관성 치매로 발전하는 것입니다. 혈압 약을 먹어봐야 득 될 것이 없습니다. 혈압이 비정상적으로 높다는 것은 혈관이 노화되고 있다는 증거이므로 혈관이 젊어질 수 있도록 생활습관을 바꾸는 것이 건강하게 오래 사는 비결입니다.

온몸을 망가뜨리는 당뇨 합병증

최근 당뇨병이 전염병 수준으로 번지고 있다는 기사를 보았습니다. 그만큼 우리나라 사람들의 식생활이 바뀌었다는 방증입니다. 그러다 보니 가정마다 혈당을 체크하는 의료기가 하나씩 있을 정도이고, 병원에 오며 가며 혈당을 측정하는 분들이 늘어나고 있습니다. 저희 병원을 이용하는 분들 중에도 단연 당뇨병을 앓는 분들이 많습니다. 그런데 문제는 이분들이 당뇨병을 알고 약을 먹기 시작한 지 꽤 오래되었다는 것입니다. 대형 병원을 다니며 관리를 받아왔는데 나이 들면서 합병증을 피해가지 못하는 것입니다. 그러니 약을 끊고 당뇨를 떨어뜨리고 합병증을 개선하기 위해 저희 병원까지 찾아오게 되었을 것입니다. 이제는 더 이상 어찌해볼 도리가 없었기 때문일 것입니다.

대부분의 당뇨병 환자분들은 약을 먹으면 더 이상 나빠지지 않고 유지할 수 있다는 생각에 약을 복용합니다. 그러다가 5년 또는 10년 이상 시간이 흐르면 이곳저곳에서 문제가 생깁니다. 바로 당뇨 합병증이죠. 당뇨 합병증으로 발가락이 썩어 들어가고 눈이 안 보이고 협심증이 생기는 원인은 혈관이 막히기 때문입니다. 앞서 말씀드린 고혈압의 원인과 같은 동맥경화가 심해지는 것입니다. 그래서 혈액순환이 제대로 안 될 때 막힌 혈관의 뒤쪽 조직은 손상을 받는 것이죠. 그렇다면 고혈압과 당뇨병은 다른 병일까요? 저는 그렇지 않다고 생각합니다. 두 가지 질병 모두 혈관에 문제가 생겨 나타나는 것이니까요.

혈압 약을 7~8년 정도 복용하는 분들은 혈액검사에서 지방이 높게 나오는 고지혈증 진단을 받고 고지혈증 약까지 먹다가 몇 년 뒤 당뇨병 판정을 받는 경우가 많습니다. 그러다 보니 약은 어느새 한 주먹이 되어버립니다. 고혈압으로 심장 내과에 가서 약을 받고, 당뇨병으로 내분비 내과에 가서 약을 받으니 약봉지가 늘기 시작하는 것이죠. 또 이때쯤 되면 하나둘 문제가 생깁니다. 눈이 침침해 안과에서 약을 먹고, 전립선에 문제가 생겨 비뇨기과 약을 먹고, 신장에 문제가 생겨 신장 내과에서 약을 먹는 일이 생기는 것입니다. 그런데 이렇게 많은 약을 먹으면 건강해질까요? 약의 종류는 자꾸 늘어가는데 몸에서 힘이 날까요? 전혀 그렇지 않습니다. 약은 많지만 먹으면 먹을수록 어딘가에서는 또 다른 문제가 발생합니다. 왜냐하면 고혈압과 당뇨병과 고지혈증은 다 같은 병이기 때문입니다. 잘못된 식생활에서 기인한 질병으로, 식생활 습관을 고쳐 혈액이 맑아지고 힘이 생기면 다 해결되는 문제인데 임시방편으로 혈압만 낮추고 혈당만 낮추게 하는 약은 절대 해법이 되지 못합니다.

당뇨병이 생기는 기전에 대해 간단히 설명을 드리겠습니다. 당뇨병이 왜 생기는지를 물어보면 대부분 인슐린이 부족해서라고 대답합니다. 그러나 당뇨 환자들의 혈액검사를 통해 인슐린 분비 능력을 측정해보면 대다수 정상적이거나 더 높게 나오는 것을 볼 수 있습니다. 간혹 적게 나오는 경우도 있는데 이런 분들은 인슐린 주사를 맞는 경우가 많습니다. 다시 말하자면 인슐린이 부족하다고 여겨 외부에서 인슐린을 넣어주니 우리 몸에서 인슐린 분비 능력이 퇴화되기 때문이라고 생각합니다. 때문에 인슐린은 절대 쓰지 말아야 합니다. 우리 몸의 능력을 망가뜨리기 때문입니다. 그러면 인슐린이 정상적으로 분비되는데도 왜 혈당이 높아질까요? 이에 대한 대답은 인슐린 저항성이라고 불리는 것에 있습니다.

혈당은 우리 몸의 세포에서 쓰이는 에너지원입니다. 이 혈당이 세포 속으로 들어가서 세포가 쓸 수 있어야만 힘이 나고 일을 할 수 있는데 혈당은 세포 속으로 혼자 들어가지 못합니다. 세포막을 통과해 들어갈 때 길을 안내하는 물질이 바로 인슐린입니다. 그런데 어찌 된 일인지 세포막을 통과해서 들어가는 길이 막혀 있는 것입니다. 세포 밖에는 혈당도 충분하고 인슐린도 충분한데 막상 세포는 굶주리는 현상이 벌어지는 것입니다. 그러다 보니 세포는 혈당을 달라고 아우성치게 되고 이 신호를 받은 우리 몸에서는 더 많은 혈당을 만들어 혈액 속으로 보내면서 췌장에서도 인슐린을 더 많이 분비하게 됩니다. 그런데도 세포가 혈당을 쓰지 못하고 손상을 입어 노화가 빨라지는 것이 당뇨병입니다. 그럼 왜 세포 속으로 혈당이 들어가지 못하는 걸까요? 이유는 세포 속으로 들어가는 길목을 노폐물이 막고 있기 때문입니다. 따라서 당뇨병의 원인은 인슐린 부족이 아니라 노폐물 때문입니다. 이런 노폐물이 많이 생기는 식사를 해왔기 때문에 발생하는 것이 당뇨병의 기전입니다. 그래서 올바른 식사를 하게 되면 당뇨병이 사라질 뿐 아니라 당뇨로 인한 합병증도 개선되는 것입니다. 그럼에도 수많은 당뇨 환자들이 약으로 인슐린으로 혈당만 조절하려 애를 쓰고 있습니다. 혈당은 안정되고 떨어져 있을지 몰라도 당뇨 합병증이 진행되는 이유는 이런 노폐물들로 인해 혈관이 막히고 세포가 노화되면서 생기기 때문입니다.

지금 이 시간에도 당뇨병을 완치하는 약은 세상 어디에도 없습니다. 아침마다 신문을 보면 당뇨병에 특효 있다는 식품 광고가 하루도 빠짐없이 나옵니다. 마치 그것만 먹으면 당뇨가 없어질 것처럼 선전하고 있습니다. 하지만 그런 식품은 어디에도 없습니다. 나의 식생활 습관이 당뇨의 원인이므로 생각을 바꾸고 식습관을 바꾸는 것이야말로 유일한 치유법입니다.

특히 당뇨병을 앓고 있는 환자분들의 식사를 보면 부드럽고 달콤한 음식을 좋아하는 것을 알 수 있습니다. 부드러운 음식은 잘 씹지 않는다는 증거이고, 단것을 좋아한다는 것은 그만큼 잘 안 씹기 때문에 소화를 못 시켜 힘이 없으니 혈당을 빨리 높이는 음식을 선호한다는 것을 보여줍니다. 그런 이유로 거친 현미밥과 채소 반찬 위주의 식단을 제시하고 소금을 자주 먹게 하고 있습니다. 하지만 단것을 좋아하는 분들은 처음부터 소금을 잘 먹지 못합니다. 너무 짜다고만 하죠. 그러나 소금을 가지고 다니며 수시로 먹게 하면 시간이 지나면서 소금이 달다고 합니다. 이쯤 되면 입맛이 바뀐 것입니다. 전에 먹던 음식이 너무 달다고 이야기할 정도가 되는 것입니다. 그러면 혈액검사에서도 춤을 추던 혈당이 안정된 모습을 보이고 몸에서 힘이 납니다. 우리 사회가 너무 싱겁게 먹는 것을 강조하다 보니 밥을 제대로 소화시키지 못하는 사람들이 많아지고, 그러면서 당분 섭취가 넘치기 때문에 당뇨병이 전염병 수준으로 번지고 있는 것입니다. 그러므로 충분히 간을 해서 먹는 것이 중요합니다.

저희 병원 초창기에 왔던 50대 초반의 남자분은 15년 동안 당뇨병을 앓고 있었는데 병원에서 주는 약을 꼬박꼬박 챙겨 먹었습니다. 그런데도 처음에는 혈당 조절이 되는 듯싶다가 시간이 지나면서 제대로 되지 않아 인슐린까지 처방받아 주사하고 있었습니다. 이분을 붙잡고 당뇨병이 왜 생기는지 설명한 뒤 식습관을 바꾸자고 제안했습니다. 미심쩍어 하는 환자분에게 식사 일기를 쓰게 하고 중간중간 혈액검사를 통해 추적 조사를 해나갔습니다. 그러면서 제일 먼저 인슐린을 끊게 했습니다. 식습관이 바뀌었는데 인슐린을 자기 용량만큼 쓰면 저혈당 쇼크가 오게 됩니다. 때문에 당뇨병 환자가 치료를 시작할 때에는 반드시 인슐린을 반으로 줄이거나 끊은 뒤에 하고 있습니다. 인슐린을 끊어야 하는 이유는 우리 몸에 있는 췌장에서 인슐린 분비가 적다고 외부에서 인슐린을 넣어주면 우리 몸의 췌장에서 분비하는 능력이 퇴화되기 때문입니다. 그래서 이분에게도 인슐린을 끊고 약도 서서히 줄여가다가 완전히 끊도록 처방했습니다.

그 결과, 예전엔 만성 피로로 아침에 눈 뜨는 것조차 힘들었는데 이제는 새벽에 일어나 약수터까지 다녀와서 출근한다는 것이었습니다. 힘이 나기 시작한 것입니다. 그런데 혈당이 바로 떨어지느냐 하면 대부분의 환자들은 그렇지 않습니다. 혈당이 오르는 것을 약으로 눌러놨기 때문에 약을 끊으면 처음엔 상당히 올라갈 수 있습니다. 그런데 재미있는 현상은 혈당이 상승했는데 환자 본인의 컨디션은 좋아졌다는 사실입니다. 우리 몸이 필요로 하는 만큼 혈당을 올렸기 때문이라고 생각합니다. 결국 올바른 식사를 하면서 우리 몸의 조절 능력을 믿어야 합니다. 매일 아침마다 또는 식사 후마다 혈당을 재며 일희일비하지 말고 몸을 바꾸기 위해 차분히 노력하면 우리 몸은 자기도 모르게 건강해집니다. 이분은 약을 끊고 식습관을 바꾸면서 몸이 나아지는 것을 경험한 뒤에 이렇게 말하더군요. "지금까지 약 먹은 것이 억울하다"고 말입니다.

중성지방이 높아지는 고지혈증

당뇨병 환자들뿐만 아니라 아직 당뇨는 아니지만 당뇨병으로 진행될 수 있는 사람들의 혈액검사에서 보여주는 패턴은 중성지방이 높다는 점입니다. 바로 이 중성지방이 혈관이 막히는 당뇨 합병증의 주된 원인 물질입니다. 이 과정이 진행되는 것을 살펴보면 이렇습니다. 우리 몸은 아무리 좋은 밥을 먹어도 제대로 소화를 못하면 힘을 얻을 수 없습니다. 그래서 빨리 힘을 낼 수 있는 달콤하고 부드러운 음식을 선호하게 되는데 이런 음식이 우리 몸에 흡수되면서 혈당은 급격히 올라갑니다. 급격히 올라간 혈당은 췌장을 자극해 인슐린 분비를 촉진하고, 과도하게 분비된 인슐린은 세포가 사용하고 남은 혈당을 지방으로 바꾸어 저장하게 됩니다. 이때 만들어진 지방이 중성지방이라고 할 수 있습니다. 그래서 중성지방이 높게 나온다면 달게 먹고 있지 않은지 살펴보아야 합니다.

혈액검사를 하다 보면 건강식을 한다고 자신하는 분들을 만나게 됩니다. 하지만 막상 혈액검사 결과에서 중성지방이 높게 나오는데 특히 채식하는 분들에게서 많습니다. 왜냐하면 부드럽고 단 음식을 많이 먹기 때문입니다. 본인은 달게 먹지 않는다고 항변하지만 식사일기를 쓰게 하면 부드러운 밀가루 음식을 자주 먹거나 떡이나 빵 같은 간식을 좋아하는 분들이 많습니다. 건강에 관심 많은 분들은 식사 때마다 고구마나 과일을 먹고 있는 모습을 발견하게 됩니다. 그리고 요즘 각종 효소라고 이름 붙여 유행처럼 번지고 있는 산야초, 매실원액 같은 설탕물과 과일즙을 건강에 좋다는 생각으로 애용하고 있습니다. 특히 직장인들은 무심코 입에 달고 있는 커피를 통해 당분섭취를 하고 있습니다. 이렇듯 우리가 건강한 음식으로 생각하거나 달게 먹지 않는다고 여기지만 실제 현실을 들여다보면 중성지방을 높이는 부드럽고 달콤한 음식은 우리 곁에 너무 가까이 있습니다.

우리 몸속을 돌아다니는 혈액은 절대 거짓말하지 않습니다. 먹는 대로 나타나기 때문입니다. 그런데 중성지방이 높은 수치로 혈액검사가 나와도 병원에 가면 무엇 때문인지 자세히 알려주지 않습니다. 일반적으로 병원은 먹는 것이 혈액이 된다는 개념이 없기 때문입니다. 답답한 환자분들은 의사에게 어떻게 먹어야 되는지 묻기도 하지만 정확한 답을 얻지 못합니다. 아니, 오히려 거꾸로 된 답을 얻어오기도 합니다.

부드럽고 달콤한 음식을 멀리하기 위해서는 우선 내가 먹는 음식을 제대로 소화시켜 에너지를 얻는 몸을 만들어야 합니다. 이렇게 되면 혈당을 빨리 올려야 하는 음식을 멀리할 수 있습니다. 소화를 잘 시키려면 소금을 가까이하면 됩니다. 중성지방이 높았던 분들에게 소금을 좀 더 많이 드시라고 권한 뒤에 다시 혈액검사를 해보면 정상 수치로 나옵니다. 그와 함께 단것이 어떤 것인지 알아가는 효과도 생깁니다. 평소 국수를 좋아하던 사람이 밥을 더 찾게 되고, 매일 과일을 먹던 사람이 과일을 멀리하게 되고, 시간만 나면 자판기에서 커피를 뽑아 먹던 사람들이 커피를 끊게 되는 힘이 생깁니다.

자판기 이야기가 나온 김에 이 문제를 좀 더 말하자면 커피를 자주 드시는 분들 중에 담배도 같이하는 분들이 많습니다. 담배가 해로운 것은 알겠지만 담배를 피우는 사람들도 소화를 잘 못 시키는 사람일 수 있다는 내용은 생소할 것입니다. 담배의 유해 성분은 아직도 밝혀지지 않고 있습니다. 담배 회사들이 명확하게 밝히지 않기 때문이죠. 흡연자 중 습관이 되신 분들은 하루 종일 물고 있기도 하지만 대부분 스트레스를 받으면 담배 생각이 난다고 합니다. 그런데 비흡연자들은 스트레스를 받으면 무엇이 생각날까요? 바로 달콤한 것들입니다. 스트레스 상황에서 뇌의 활동량이 많아지면 혈당이 필요해지면서 혈당을 급격히 올려줄 수 있는 음식을 찾기 때문입니다.

마찬가지로 스트레스 상황에서 담배를 피워 무는 사람들 역시 담배를 통해 혈당을 끌어올리려 하고 있는 것입니다. 담배에도 설탕이 들어가 있고, 담배만 피우는 것이 아니라 담배를 피우면서 자판기 커피를 손에 들고 있는 경우도 많습니다. 이런 이유로 담배를 피우던 사람들이 담배를 끊으면 사탕이나 초콜릿 같은 달콤한 것으로 입을 달래는 모습을 자주 보게 됩니다. 결국 담배는 혈당을 높이려는 습관임을 알 수 있습니다.

그러면 담배를 끊으려면 어떻게 해야 되겠습니까? 바로 단것을 멀리할 수 있는 입맛을 가지는 것이 중요합니다. 이때 소금이 큰 도움이 됩니다. 소금을 가지고 다니면서 수시로 입에 넣으면 단것을 먹고 싶다는 생각이 멀어지고, 특히 소화에 도움이 되어 식사 때 충분한 에너지를 얻을 수 있습니다. 담배를 끊고 싶어도 끊지 못하는 사람들이 사탕 대신 소금을 입에 무는 시간을 늘리면 담배를 끊을 때 생기는 금단 증상을 이길 수 있습니다. 담배를 끊으면서 생기는 증상이 바로 당분 중독으로 인해 당분을 줄여나갈 때 생기는 금단 증상과 유사하기 때문입니다.

실제로 식생활 습관을 바꾸면서 힘들어하는 사람들은 거의 모두 당분 중독으로 인한 금단 증상이 생깁니다. 특히 매일 매 끼니 먹던 과일을 줄이라고 하면 난감해하는 분들이 많습니다. 기본적으로 과일을 많이 먹으면 몸에 좋다는 생각을 하고 있는 데다 과일의 향기와 맛과 달콤함에서 좀처럼 벗어나지 않으려고 합니다. 심지어는 삶의 낙이 없다고 상심합니다. 고기도 안 먹고, 인스턴트식품도 끊을 수 있지만 과일을 줄이는 것은 불가능하다고 말하기도 합니다. 하지만 노력하다 보면 자연스럽게 현미밥과 채소 반찬만으로도 충분한 힘을 얻게 되고 건강해집니다. 이럴 때 혈액검사를 해보면 모든 것이 정상적인 범위 내에 있게 됩니다.

건강을 위해 채식하는 분들이 많아지고 있습니다만, 이분들 중에도 우리 몸의 생리를 이해하지 못해서 혈액검사를 하면 중성지방이 높게 나오는 분들이 많습니다. 특히 현미 채식을 하는데도 병이 생기는 사람들은 모두 이런 과정을 이해하지 못했기 때문으로 보입니다. 그래서 채식했음에도 불구하고 혈관이 막혀 염증이 생기고 그 부위의 조직이 썩어가는 질병으로 진료실을 찾게 되는 것입니다. 우리가 음식을 먹는 이유는 음식을 통해 힘을 내야 하기 때문입니다. 그런데 현미 채식을 하면서 힘을 내지 못하는 사례가 많습니다. 음식을 제대로 소화시키지 못해서일 텐데, 실제로 저희 병원에 왔던 환자들 가운데 현미 채식을 10여 년 이상 했지만 뇌혈관이 막혀서 오기도 하고 크론씨병으로 오기도 하고 류머티즘 관절염과 유방암으로 오는 분들도 있습니다. 그만큼 많은 사람들이 소화를 못 시키고 있고, 그러다 보니 단것들을 너무 많이 먹고 있다는 증거입니다. 싱겁게 먹는 것이 절대로 건강식이 아닙니다. 간을 맞추어 요리하고, 그 음식을 소화시켜 필요한 힘을 낼 수 있어야 단것과 멀어질 수 있습니다. 심지어 외식을 못하는 이유가 너무 달아서 못 먹겠다는 이야기가 나올 정도가 되어야 합니다. 이것이 올바른 식습관입니다.

건강검진에서 발견하는 고콜레스테롤혈증

앞서 설명한 중성지방보다 더 많이 알려진 것이 콜레스테롤입니다. 콜레스테롤이 높으면 혈관이 막힐 수 있다는 것은 이 시대의 상식이 되어버렸으니까요. 그런데 문제는 이 콜레스테롤이 정상보다 높아지는 이유를 모른다는 점입니다. 콜레스테롤은 우리 몸에서 세포막의 성분이기도 하고 호르몬을 만드는 원료이기도 한, 꼭 필요한 성분이지만 너무 높아지면 혈액이 탁해지고 혈관에 혈전을 만든다고 알려져 있습니다. 때문에 콜레스테롤을 관리해야 합니다.

저희 병원은 경기도 북쪽 의정부에 있는데, 조금 거리가 먼 서울 강남에 사는 40대 초반의 부부가 찾아온 일이 있었습니다. 이분들은 자영업을 하며 경제적으로 윤택하게 살고 있었습니다. 그래서인지 매년 수백만원씩 하는 건강검진을 받고 있었는데 항상 콜레스테롤이 높게 나오는 게 걱정된다면서 진료실에 왔습니다. 늘 고지혈증이라는 똑같은 결과가 나오는데 병원에서는 어떻게 해야 나아지는지는 알려주지 않고 "이 정도 수치면 약을 먹는 게 좋겠다"는 말만 한다는 것입니다. 그런데 이분들은 약을 먹는 것이 탐탁지 않아서 인터넷 검색을 통해 병원에 오셨다고 합니다.

저는 그분들에게 콜레스테롤은 우리 몸에 필수적인 성분이지만 비정상적으로 높아지는 것은 콜레스테롤이 많은 음식을 자주 먹었기 때문이라고 말씀드렸습니다. 너무 간단한 대답일지 모르겠지만 콜레스테롤이 많은 음식은 우리가 자주 먹는 고기나 생선, 우유 등에 들어 있으니 이런 음식을 줄이면 당연히 콜레스테롤은 떨어진다고 설명한 뒤 실천하게 했습니다. 아마 경제적으로 여유 있는 분들이어서 운동도 열심히 하고 근육도 만들어야 한다면서 고단백 음식을 즐겼던 것 같았습니다. 그날 이후 동물성 음식을 줄이고, 거칠고 소박한 밥과 반찬 위주로 식사를 하게 되었습니다.

매일 먹는 음식을 적는 식사 일기를 쓰게 하면서 2주 후에 다시 혈액검사를 한 결과, 처음보다 상당히 떨어진 콜레스테롤 수치를 볼 수 있었습니다. 이분들은 혈액검사 결과를 직접 보면서도 믿지 못하는 눈치였습니다. 이토록 간단한 것을 그동안 모르고 지내왔다는 것을 믿지 않는 것입니다. 더군다나 대학병원에서 건강검진 할 때에는 전날 저녁부터 음식을 먹지 않은 결과입니다. 하지만 저희 병원에서 하는 혈액검사는 평소대로 식사하고 측정하기를 권합니다. 어떤 상황에서 측정한 것이 더 높은 콜레스테롤이 나올까요? 당연히 식사를 한 뒤일 것입니다. 그런데도 공복에 검사한 수치보다 낮게 나오니 믿기 힘들었던 것 같았습니다.

우리는 지금 넘쳐나는 육식 문화의 세상에 살고 있습니다. 밖에서 식사 약속을 잡을 때에는 고민스러운 경우가 많습니다. 고깃집과 생선, 해산물이 아니면 먹을 곳이 없습니다. 손님에게 그런 음식으로 접대하지 않으면 성의가 없는 것처럼 여기기도 합니다. 그리고 그토록 자주 먹는데도 고기는 여전히 사람들에게 인기가 많습니다. 하지만 이처럼 잦은 육류 섭취는 모두에게 좋을 것이 없습니다. 가장 먼저 혈액 속의 콜레스테롤을 높여 우리 몸을 병들게 하는 물질을 만들어냅니다. 또 혈액 내 노폐물 수치를 높이고, 우리 몸에서 분해되면서 많은 피로감을 느끼게 합니다. 콜레스테롤을 높이는 육류와 생선, 달걀, 유제품을 생산하는 공장식 과정이 건강하지 않은 육류를 만들어내고 온갖 환경 문제를 일으키는 것은 우리 모두가 알고 있는 사실입니다.

옛날에는 닭고기를 맛보려면 벼르고 벼른 한나절의 분주한 노동이 필요하고, 돼지고기를 먹기 위해서는 마을 회의를 거쳐 공동의 작업을 거쳐야 하고, 소고기는 명절 때 떡국이나, 제삿날 탕국에 들어 있는 몇 조각을 맛보는 것이 고작이었을 때 콜레스테롤은 걱정하지 않아도 되는 물질이었습니다. 그런데 지금은 과도하고 무분별한 우리의 탐욕이 우리 몸과 환경과 가축을 모두 병들게 하고 있습니다. 이렇게 높아진 콜레스테롤을 식단을 바꾸는 데에서 찾지 않고 고지혈증 약 하나면 해결되는 간단한 문제로 인식하는 경우가 있습니다. 그래서 먹고 싶은 것은 맘껏 먹고 보자는 사람들과 이를 부추기는 의사들이 약에 의존하는 상황을 만들어냅니다. 하지만 어떤 약이든 우리 몸에 해롭지 않은 것은 없습니다. 고지혈증 약은 간과 근육에 손상을 가져오는 것으로 알려져 있습니다. 이런 약을 먹으면서 나온 검사 결과는 사실 아무 의미가 없습니다. 많은 사람들이 자신의 건강을 체크하기 위해서든 또는 국가에서 실시하는 무료 검진을 통해서든 '건강검진'이라는 틀 안에 자신의 건강 기준을 맞추어 수치만 비교하면서 건강한지 건강하지 않은지를 측정하려 합니다.

그러나 이런 건강검진이 올바른 생활 습관을 안내하기 위한 도구로 사용되고 있다면 앞에서 말씀드린 분들 같은 경우는 없었을 것입니다. 검사 소견에서 비정상적인 것들이 어떤 연유에서 온 것인지 정확히 설명해주면 좋겠습니다. 그다음부터는 본인이 해결하면 될 테니 말입니다. 한데 현실은 그렇지 않습니다. 질병의 원인도 모르는 채 비정상적인 소견을 발견해서 약을 먹게 하거나 수술 등의 치료를 권하기 때문에 문제가 되고 있습니다. 혈압이 높게 나오면 고혈압이라면서 평생 약을 복용하게 하고, 혈당이 높게 나오면 당뇨병이라면서 평생 약을 먹게 하고, 내시경이나 CT 등에서 종양 소견이 나오면 바로 수술하게 하는 등의 치료를 강행하고 있는 것입니다. 근본적으로 건강을 회복하는 방법이 무엇인지에 대한 환자와 의사의 관심이 필요합니다.

약이 없는 지방간과 간경화

"간(肝)에는 약이 없다"는 말은 오래전부터 들어온 것입니다. 또 "우리 몸이 1000냥이면 간이 900냥"이라는 속담도 있는데 그만큼 간이 중요하다는 점을 강조하는 것일 겁니다. 간이 하는 역할은 참으로 많습니다. 우리가 먹은 음식이 장을 통해 흡수되면 장에 붙어 있는 수많은 혈관을 통해 간으로 갑니다. 일단 간에서 정리를 하는 것이죠. 우리 몸에 필요로 하는 것들을 정리한 뒤 심장으로 보내기도 하고, 필요 없는 것들을 배설하기도 하고, 약간의 저장도 합니다. 이렇게 간에서 한번 걸러준 피가 심장으로 가서 심장에서 산소 공급을 받기 위해 폐로 갔다가 다시 심장으로 와서 온몸으로 가는 순환을 하게 됩니다.

그런데 혈액검사를 해보면 지나치게 콜레스테롤이 높다거나 중성지방이 높고 특히 혈관을 손상시킬 수 있는 호모시스테인 같은 물질의 수치가 높게 나오는 경우가 있습니다. 이때는 간 손상을 의심할 수 있습니다. 물론 잘못된 음식을 먹었을 때 장에서부터 걸러주어야 하는데 장에서 그 기능을 하지 못해 독성 물질이 체내로 들어오게 된 것이 근본적인 문제인 것은 맞습니다. 그러나 이후 간에서 충분히 해독해주지 못하면 피가 탁해지는 원인이 됩니다. 때문에 간은 우리 몸에서 가장 중요한 해독 기관 중 하나이고, 간이 손상되면 다른 장기들도 손상을 받게 되는 것입니다.

그런데 최근 간이 손상되어 생기는 지방간이 있는 분들이 늘어나고 있다고 합니다. 지방간은 왜 생길까요? 장으로부터 흡수된 음식물에 몸속으로 퍼지면 안 되는 독성 물질들이 많아질 때 간에서는 그 물질을 지방의 형태로 끌어안습니다. 그 결과 간세포 사이사이에 지방조직이 많아지게 되는 것이죠. 그런데도 계속 독성 물질들이 많아지면 간세포가 굳어지는 섬유화가 진행되는데, 이런 상태가 간경화(肝硬化)입니다. 간경화까지 가면 간은 해독 기능을 상실합니다. 그래서 온몸의 장기들이 손상받아 생명을 유지하는 일이 힘들어집니다. 그러므로 회복하기 어려운 상태가 되기 전에 지방간이 되지 않도록 노력해야 하는 것입니다.

우리는 술을 마시는 성인들에게 지방간이 많이 나타나는 것으로 알고 있습니다. 그러나 요즘에는 술을 마시지 않는 여성들이나 젊은 학생들에게서도 빈번히 발견되고 있습니다. 왜 이렇게 비알코올성 지방간이 늘어나고 있는 것일까요? 그 원인은 정제되고 가공된 음식과 당분이 많은 음식에 있습니다. 이런 음식은 먹기 좋고 허기를 빨리 채워 혈당을 높여주어 힘을 내게 해줄 수 있으나 과도한 인공 물질과 당분은 우리 몸에서 지방으로 바뀌어 간에 쌓이고 간이 부으면서 커지게 됩니다. 몸에 유해한 물질이 우리 몸에 떠돌지 않도록 간에서부터 쌓아놓는 것입니다.

이런 지방간이 진행되면 혈액검사에서 콜레스테롤과 중성지방이 높게 나옵니다. 여기서 좀 더 진행되면 혈관에 손상을 주어 혈전이 만들어지면서 혈액순환에 문제를 일으키기도 합니다. 그러므로 간이 제대로 일할 수 있도록 해주는 것이 중요합니다. 손상된 간을 회복하려면 손상된 간세포가 파괴되고 건강한 간세포가 만들어져야 합니다.

그런데 지방간이 있거나 간경화로 진행된 환자들은 간에 좋은 음식을 찾아다닙니다. 간이 손상된 원인도 모르고 뭔가 보충제를 사먹음으로써 간을 회복하려고 노력하지만 세상에 나온 어떤 것도 건강한 간세포를 만들 수는 없습니다. 다만 스스로 식습관을 바꾸어 장(腸)이 튼튼해지면 간으로 가는 물질들 속에 나쁜 것이 없어져 간은 더 이상 지방을 만들지 않아도 됩니다. 그럴 때 지방간이 사라지면서 간세포가 회복되는 것입니다. 간은 우리 몸에서 아주 중요한 장기이면서 손상받기 쉬우므로 간세포는 다른 세포들보다 재생 속도가 빠르다고 알려져 있습니다. 때문에 손상되었다 하더라도 올바른 식사를 하면 간은 빨리 회복됩니다.

저희 병원에 왔던 간경화 환자들을 살펴보면 특징이 있습니다. 앞에서도 말했듯이 술이나 담배 때문에 간이 망가져서 오신 분들보다는 술 · 담배를 하고 있지 않은 여자분들이 더 많습니다. 이분들과 대화를 나눠보면 공통된 특징이 있습니다. 핸드백 속에 초코바나 간식을 넣어 가지고 다니거나 스트레스를 받으면 습관적으로 달콤한 음식을 드시는 분들입니다. 그 순간은 달콤함으로 화도 누를 수 있고 편안해질 수 있을지 모르나 과도한 당분이 지방간을 만들고 간경화로 발전하게 되는 것입니다.

그래서 이분들에게 당분 섭취를 줄이면서 일상생활을 해나가려면 올바른 식사를 통해 힘을 내야 한다는 점을 강조하며 당분 대신 소금 섭취를 늘리게 했습니다. 이렇게 식습관을 바꾸는 일은 쉬울 듯싶지만 당분 중독 단계에 있는 분들은 무척 어려워합니다. 매일 들어오던 당분을 끊으면 거의 모든 분들이 저혈당증 증상을 보이는데 심한 경우에는 식은땀과 함께 초조해지면서 손을 떠는 일도 생기고 살짝 정신을 잃기까지 합니다. 그 정도로 중독이 심하다는 증거일 것입니다.

이런 증상을 보이던 분들이 현미와 함께 소금을 섭취하며 밥을 소화시킬 수 있게 되면 점차 기력을 회복하면서 놀라운 일이 일어납니다. 그토록 좋아하던 초콜릿이 싫어지고 심지어 과일도 너무 달다면서 먹는 양을 줄입니다. 집안에서 주부 역할을 하던 분들은 신선한 채소 위주로 냉장고를 채우다 보니 꽉 차 있던 냉장고 안이 텅텅 비게 되었다고 합니다. 이때 혈액검사를 해보면 피가 맑아지고 있는 것을 볼 수 있습니다. 바로 간이 살아나고 있다는 증거입니다.

그런데 혈액검사를 분석할 때 조심해야 할 것이 하나 있습니다. 보통 간 기능 검사로 알려진 지오티(GOT), 지피티(GPT), 감마지티피(gGTP) 항목의 수치 변화입니다. 이 수치가 높으면 간에 문제가 있다고 여기는데, 간이 회복될 때에도 높아질 수 있기 때문에 이를 구별할 수 있어야 합니다. 이 수치들은 간세포 내에만 존재하는 물질로, 간세포가 파괴될 때 혈액 속에서 검출됩니다. 즉 간세포가 손상을 입는 바이러스성 간염의 경우에도 간세포가 빠른 속도로 세포분열을 하면서 수치가 올라갑니다.

반대로 간이 굳어 있는 간경화 상태에서 간이 새로운 세포를 만들어내기 시작할 때에도 수치가 올라갈 수 있습니다. 즉 몸이 좋아지면서 회복될 때에도 올라가는 수치입니다. 저희 병원에서 간경화나 만성 바이러스성 간염의 치유를 시도한 분들 중에서 이런 변화를 겪는 경우가 꽤 있습니다. 그럴 때마다 간 수치가 변하는 양상을 설명하면서 좀 더 지켜보자고 하는데 시간이 지나면서 간 수치가 안정되고 건강을 회복하는 것을 볼 수 있습니다.

이런 과정을 보면 우리 몸의 건강 상태를 점검하기 위해서 하는 다양한 검사들은 그 결과가 수치로 표시되는데 이 수치가 건강과 질병 상태를 정확하게 판결할 수는 없다고 생각하게 됩니다. 우리 몸이 기계가 아닌 이상 정확한 수치로 표시될 수 없기 때문입니다. 간혹 증상은 있으나 검사상에선 정상이라는 말을 듣기도 합니다. 그러므로 참고치 안에 들어 있으면 정상이고 벗어나면 비정상이라는 생각을 갖기보다는 왜 이런 변화가 몸에 나타나는지에 대한 고민을 먼저 해야 합니다. 그렇게 해야 정상 범위를 벗어났다고 하면서 권하는 치료들을 거부할 수 있게 되는 것입니다.

잘못된 습관에서 비롯된 결과는 올바른 습관으로 고쳐주기만 하면 모두 정상으로 돌아오기 때문에 굳이 약을 먹거나 수술을 할 필요가 없습니다.

값비싼 스텐트 시술을 반복하는 심근경색증

의료의 질 관리(QA, Quality Assurance)라는 과목을 대학원과정에서 배울 때 미국에서 가장 많은 지표로 사용된 것 중 하나가 개심술(開心術, open heart surgery)이었습니다. 수술에 따른 결과가 다르게 나올 수 있기 때문에 미국 병원들의 질적 순위를 비교할 때 수술 결과를 사용한 것입니다. 다시 생각해보면 미국인들에게 가장 많이 시술되는 수술이면서 생명과 직결되기 때문이었을 것입니다. 그래서 미국에선 수술 결과를 매번 발표하면서 어떤 병원이 더 수술을 잘하는지 서열을 매긴다는 이야기도 있었습니다.

그러면 미국인들에게 왜 심장 근육이 썩는 심근경색증이 많이 생길까요? 그 나라 사람들의 유전적인 이유일까요? 분명 그렇지는 않을 것입니다. 아마 미국 사람들이 평소 먹는 식사에 원인이 있습니다. 앞에서도 미국인들의 설탕 섭취가 매우 많다고 말씀드렸습니다. 그 때문에 비만이 더 심하고 젊은 나이에도 혈관이 막히는 심근경색증 환자가 많습니다. 체내에 지방이 많으면 혈관 내에도 지방이 쌓이면서 혈관이 막힙니다. 그런데 이런 질병이 최근 우리나라 사람들에게도 늘어나고 있습니다. 특히 당뇨병이나 고혈압이 있는 분들에게 잘 나타나는데 모두 혈관에 노폐물이 쌓이면서 생기는 것이기 때문입니다.

심장 근육에 혈액을 공급하는 관상동맥에 노폐물이 쌓여 혈액이 제대로 흐르지 못할 때 막힌 혈관 뒷부분에 있는 심장 근육은 혈액이 공급되지 못해 썩는 것이 심근경색증입니다. 이렇게 관상동맥이 막히는 이유는 혈액이 맑지 못하고 탁해지면서 혈액 속의 노폐물들이 혈관 벽에 쌓여 혈관을 막기 때문입니다. 평소에는 자각 증상이 없다가 운동을 하거나 계단을 오를 때 심장 박동이 빨라지고 혈류가 증가하면서 증상이 나타납니다. 바로 혈관이 확장될 때 통증이 생긴다고 말씀드렸던 일이 일어나는 것입니다. 이런 증상을 협심증이라고도 부르는데 가슴이 찢어지는 듯한 통증과 함께 숨을 쉬기가 어렵고 심지어 등 쪽으로 통증이 일어나기도 합니다. 이런 증상이 생기는 이유는 애초에 혈액이 맑지 못해서입니다.

그런데 이런 증상으로 병원에 가면 심혈관 조영술을 해서 어느 부위의 관상동맥이 막혀 있는지를 알아내려고 노력합니다. 그리고 막혀 있는 부위를 찾아내면 그 부위에 스텐트(stent)라는, 혈관을 확장시켜주는 그물망을 넣게 됩니다. 하지만 이런 시술은 근본적인 치료 방법이 되지 못하므로 문제가 됩니다. 심혈관 조영술로는 막혀 있는 관상동맥을 다 찾을 수 없을뿐더러, 설령 막힌 곳을 찾았다 해도 그곳에 전부 스텐트를 삽입할 수 있는 것이 아닙니다. 또 삽입에 성공했다 하더라도 관상동맥이 막힌 이유는 혈액이 탁해져 생긴 일이므로 그 문제가 해결되지 않으면 조만간 다시 막히게 되는 것입니다. 때문에 스텐트 시술을 받은 사람들은 또다시 시술을 받으면서 한 주먹의 약을 평생 먹게 되는 것입니다.

이런 이유로 일부 흉부외과 의사들은 간단하지만 반복적으로 해야 하는 단점이 있는 스텐트 시술보다는 혈관 이식을 통해 먼저 조치하고, 마지막 방법으로 스텐트 시술을 해야 한다고 주장하기도 합니다. 그것은 스텐트가 근본적인 치료가 되지 않음을 스스로 인정하는 것이라 생각됩니다. 근본적으로 환자가 건강해질 수 있는 방법을 알려주는 것이 아니라 앞으로도 계속 나빠질 수 있다는 걸 뻔히 알면서도 당장 증상을 없애주는 시술만 고집한다는 것은 앞뒤가 맞지 않습니다. 나이 들면서 잘못된 식생활로 인해 혈관이 막힌다면 이제부터라도 습관을 바꾸려고 노력해야 합니다. 자신이 무엇을 잘못해서 이런 증상이 생겼는지 고민하지 않고 무조건 대형 병원에 가면 해결될 수 있다는 생각은 버려야 합니다. 그래야 건강해질 수 있습니다.

저희 병원에도 심근경색증으로 진단받고 한 주먹의 약을 먹으면서 찾아오는 분들이 많습니다. 그중에는 놀랍게도 30~40대의 젊은 층도 있는데 대부분 한두 번의 시술을 하고 옵니다. 또 수많은 종류의 약을 복용하고 있습니다. 그런데 이런 약을 먹으면서 힘이 나고 활동적으로 사회생활을 하고 있느냐 하면 그렇지 못하다는 데 문제가 있습니다. 심근경색증에 먹는 약은 대부분 혈압을 떨어뜨려주는 약과 혈관확장제와 혈전용해제로 알려진 아스피린 같은 약들입니다. 그런데 이런 약물은 혈관이 막히는 것을 지연시켜줄지 모르지만 정작 혈액순환을 방해하기 때문에 약을 먹으면서 힘들어지는 것입니다.

관상동맥을 비롯하여 뇌혈관 등이 막히는 이유는 혈액이 맑지 못해서입니다. 따라서 혈액을 맑게 해주는 방법만 알면 간단한 것입니다. 혈액은 내가 먹은 음식으로 만들어지는 것이므로 식습관을 바꾸고 건강한 생활 습관을 가지려고 노력하면 막힌 혈관도 뚫릴 것이고, 또 다른 곳이 막히는 사태를 예방할 수 있습니다. 이런 일들은 세상에 나와 있는 어떤 물질로도 가능하지 않습니다. 오직 스스로 해야 할 일입니다.

하루 종일 멍한 상태의 정신분열증

저희 병원에서 난치성 질환들이 좋아진다는 소문을 듣고 어머니와 20대 초반의 아들이 방문했습니다. 아들은 3년 전에 정신분열증 진단을 받아 약을 먹고 있다고 했습니다. 그런데 약을 먹으면서부터 바깥 활동을 하지 못하고 집 안에서만 생활하고 있다고 했습니다. 모자는 병을 치료하기 위해 안 돌아다닌 곳이 없을 정도로 여기저기 다녀 보았다고 했습니다. 병든 아들을 데리고 온 어머니의 마음이 어떨지 생각하니 안타까웠습니다. 증상이 처음 생긴 것은 외국에 봉사 활동을 가서였습니다. 봉사 단체에서는 환청이 들리면서 혼자 이야기하는 환자에게 귀신이 들린 것이라며 귀신을 쫓는 기도 집회를 몇 차례 했다고 합니다. 옛날부터 정신에 문제가 생기면 이렇게 귀신 들린 것으로 여기는 경우가 많았던 것은 사실입니다. 그리고 아직까지 현대

의학에서 정신에 대한 분야는 미개척 분야인 탓에 알 수 없는 것이 많아 증명하기 어려운 것도 이런 생각에 일조하고 있습니다. 그러나 우리 몸은 육체와 함께 정신으로 이루어져 있습니다. 이 두 가지가 따로 떨어져 있지 않다는 사실에 비춰보면 정신적인 병 역시 분명한 원인이 있으리라 생각합니다.

정신분열증이 잘 생기는 연령은 10대 후반에서 20대 초반으로 보고 있습니다. 그 이유는 압박감이 심한 학창 시절과 사회에 진출하는 시기에 겪는 스트레스가 원인이 아닐까 생각됩니다. 그러나 생각해보면 누구나 이 시기에는 스트레스를 심하게 받습니다. 그런데 왜 유독 병이 생기는 사람은 따로 있는 것일까요? 그것은 평소의 생활 습관에서 비롯되는 듯싶습니다. 즉 병이 생기는 사람에게서 이전의 습관, 특히 무엇을 먹어왔는지 살펴보면 이해할 수 있습니다. 그리고 어떤 음식을 누구와 어떻게 먹느냐 하는 것은 그 사람을 둘러싼 심리 사회적인 환경과 관계의 결정물이기도 합니다.

진료실을 찾았던 젊은 청년 또한 부모님이 바쁘게 일하시느라 학교 다녀오면 집에서 본인이 식사를 해결하곤 했다고 합니다. 아이들이 혼자 챙겨 먹는 식사가 어떠할지는 쉽게 예상할 수 있습니다. 고등학교 2학년 때에는 거의 매일 치킨을 먹었다고 합니다. 아들이 좋아하는 음식이어서 바쁜 엄마로서는 별 문제의식 없이 준비해주곤 한 것입니다. 그러면서 가공식품을 자주 먹어왔던 것입니다.

정신과 약을 먹는 사람들을 보면 눈빛이 풀린 것을 볼 수 있는데, 청년 또한 처음 방문했을 때에는 초점 없는 눈동자였습니다. 청년에게 소금을 먹는 것이 중요하다는 설명을 하고 진료실 책상 위에 놓여 있는 소금을 조금 집어 입에 넣도록 했습니다. 그러자 바로 뱉어버리는 것이었습니다. 평소에 소금을 먹지 않아서 그런 것입니다. 소금에는 짠맛만 있는 것이 아니라 구수하고 달콤한 맛도 있는데 이런 맛을 느껴보지 못한 까닭에 바로 뱉어버린 것입니다. 그만큼 잘못된 식사를 해왔다는 증거이겠지요. 청년에게 올바른 식습관을 알려주면서 청년의 어머니에게도 도와줄 것을 부탁했습니다.

식습관을 바꾸면서 조금씩 약을 끊어갔습니다. 한 번 두 번 병원에 오면서 몸이 변하는 것을 볼 수 있었는데 비만이었던 몸도 20대 초반의 몸처럼 바뀌고 몸무게도 79킬로그램에서 70킬로그램 초반으로 줄었습니다. 그리고 눈빛이 차츰 살아나는 것을 느낄 수 있었습니다. 두 달가량 지나자 모든 약을 끊고 집 밖으로 나가서 학원 수강 신청도 하고 악기도 배우는 등 사회활동을 시작했습니다. 만약 청년이 병원에서 주는 약만 계속 먹으면서 집 안에 있었다면 그의 인생은 어떻게 되었을까요? 생각만 해도 끔찍한 일입니다. 그런데 우리 사회에는 이런 정신질환자들이 많습니다. 정신적인 문제는 정신만의 문제가 아닙니다. 더군다나 귀신 들려서 생기는 질병도 아닙니다. 우리가 매일 먹고 힘을 내는 과정에 문제가 생기면 대뇌 활동에도 문제가 생기면서 일어나는 것일 뿐입니다. 그런데 우리 몸에서 조직 곳곳에 정상적인 활동을 할 수 있게 만들어주는 것이 바로 혈액입니다. 정신적인 문제가 생긴 사람들의 혈액을 들여다보면 특이하게도 혈액 내 노폐물인 호모시스테인이라는 물질의 수치가 비정상적으로 높고 콜레스테롤과 중성지방이 높은 모습을 보여주고 있습니다. 우리의 몸과 마음은 따로 떨어져 있는 것이 아니라 혈액으로 이어져 있습니다. 그래서 평소 먹는 음식이 어떠냐에 따라 성격도 달라지는 것입니다.

저희 병원에는 정신분열 같은 심각한 정신 질환을 가진 분들이 많이 오지 않지만 상담하면서 놀란 적이 있습니다. 환자들의 공통점이 가족의 사랑이 담겨 있고, 생명력이 살아 있는 식사가 아니라 가공식품이 주를 이루고, 과다한 설탕과 육류를 섭취한다는 점 때문입니다. 30대 초반의 심한 분열증 환자와 20대의 심한 우울증을 앓았던 환자는 모두 어릴 적 부모님이 동네 슈퍼마켓을 해서 수시로 과자나 아이스크림 같은 것을 먹을 수 있어서 친구들의 부러움의 대상이었다고 합니다. 20대 초반의 또 다른 분열증 환자 역시 작은 피자집을 운영하는 부모님과 생활하다 보니 아침은 거르고 학교 매점에서 끼니를 해결하거나 방과 후에는 가게에서 피자나 배달 음식을 먹는 경우가 많았습니다. 이렇게 장기간 식사를 한다면 누구도 정신적으로 건강할 수 없을 것은 자명한 이치입니다.

정신적인 문제로 온 것은 아니지만 간 수치가 항상 높아서 걱정하던 50대의 남자분은 먹는 음식이 바뀌면서 자신의 성격도 변했다고 하더군요. 이분은 어려운 환경에서도 본인의 피나는 노력으로 사회적으로 아주 높은 지위에 오른 분이었습니다. 공직자로서 힘든 일을 하다 보니 늘 긴장된 삶을 살아왔고, 집에서의 편안한 식사도 드물 정도로 바쁜 일상을 살아왔습니다. 하지만 그 같은 어려운 여건에서도 밥만큼은 현미 도시락을 철저히 싸 가지고 다니며 식습관을 바꿨습니다. 그러자 만성적으로 골칫거리였던 간 수치도 떨어지고, 체중이 빠지고 힘이 나면서 피곤함도 사라졌습니다. 그와 함께 성격도 유순해지는 것 같다고 했습니다. 전 같았으면 화를 냈을 일도 여유 있게 일 처리를 하게 되었다는 것입니다. 맞습니다. 불같은 성격과 조급한 성격 또한 어떤 식사를 하느냐에 달려 있습니다. 올바른 식사를 통해 몸과 마음이 다 같이 건강한 상태로 만들 수 있는 것입니다.

약을 먹어도
온몸이 굳어가는 파킨슨병

파킨슨병은 대뇌에서 우리 몸의 근육들을 움직일 수 있는 도파민(dopamine)이라는 신경 전달 물질이 제대로 분비되지 않아 생기는 병으로 알려져 있습니다. 대뇌의 흑질(substantia nigra)이라 불리는 곳의 세포가 노화되어 생기는 질환인데, 손을 떨기 시작하면서 관절 움직임이 어색해지고 점차 몸이 굳어가는 증상을 보입니다. 저 또한 외할머니께서 오랫동안 파킨슨병으로 누워 계셨기 때문에 병이 진행되는 과정을 잘 알고 있습니다. 당시에는 의과대학을 다닐 때였기 때문에 제가 아는 지식으로는 아무것도 해드릴 수 없어 답답하고 참담한 마음이었습니다. 처음에는 앉거나 서 있을 때 한쪽 손을 많이 떠셨는데 그 이후 점차 다리에 힘이 없어지면서 결국 자리에 누워 5년여를 보내다가 돌아가셨습니다. 그 당시에는 왜 손을 떠는지, 왜 다리에 힘이 빠지는지 알지 못했지만 지금은 파킨슨병을 가진 환자들을 보며 어떤 이유에서 생긴 것인지 알게 되었습니다.

우리는 건강한 상태에서도 손이 떨리는 경험을 할 수 있습니다. 그게 언제일까요? 추운 겨울날 밖에 오래 있으면 몸이 떨리면서 손도 떨린 경험이 있을 것입니다. 손이 차가워지면서 혈액순환이 되지 않으면 우리 몸은 근육을 움직여 열을 내려 하고 그렇게 해서라도 혈액순환을 시키려고 노력하는 것입니다. 그때 손이 바르르 떨렸던 것을 경험해보았을 것입니다. 손이 떨리는 것은 혈액이 손끝까지 제대로 가지 않아 생기는 증상으로 보아야 합니다. 따라서 파킨슨병 역시 혈액순환에 문제가 생겨 나타나는 증상으로 이해할 수 있습니다. 손끝으로 발끝으로 혈액을 보낼 힘이 없고 혈관이 막히면서 생기는 증상이 파킨슨병입니다. 그런데 이런 증상이 있는 분들을 진단하기 위해서 MRI를 찍어보면 도파민을 분비하는 곳의 혈류가 감소되어 있는 것을 보게 됩니다. 뇌 조직에도 혈류가 감소하면서 뇌 조직이 손상되어 그런 증상이 생기는 것입니다.

그러면 도파민은 우리 몸에서 어떤 일을 하는 것일까요? 도파민은 쾌락과 행복감을 느끼게 해주는 물질이면서, 정교한 움직임 등을 가능하게 해주는 신경 전달 물질입니다. 이런 도파민이 적게 나오는 사람들을 보면 대부분 우울증에 시달리는 것을 볼 수 있습니다. 즉 도파민은 즐거울 때나 기쁠 때 우리 몸의 대뇌에서 분비되는 것입니다. 그러므로 항상 고민이 많고 신경 쓸 일이 많아 스트레스가 심한 사람들에게 파킨슨병이 잘 생깁니다. 스트레스 반응으로 인해 혈액순환에 문제가 생기는 것이 파킨슨병의 핵심이라고 볼 수 있습니다.

그럼에도 불구하고 파킨슨병으로 진단을 받으면 도파민의 전구 물질인 레보도파(levodopa)로 만들어진 약을 투여하는 것이 현재 최선의 치료법이 되고 있습니다. 이 약을 먹으면 움직임이 부드러워지고 잠깐 힘이 납니다. 그러나 우리 몸의 대뇌에서 만든 도파민이 아니라 외부에서 넣어준 까닭에 신경 전달에 잠시 도움을 줄 수는 있지만 반대급부로 점차 우리 몸은 도파민을 만들려고 노력하지 않게 됩니다. 그러다 보니 처음에는 약을 먹고 나서 바로 증상이 완화되고 좋았던 것이 점차 시간이 흐를수록 아무리 많은 약을 먹어도 증상이 좋아지지 않는 것입니다. 결국 약을 먹으면 온몸이 굳어 침상에 누운 채 천장만 바라보며 숨만 쉬다가 하늘나라로 가게 되는 것입니다.

여러 차례 계속 말씀드리지만 우리 몸에서 일어나는 증상이 무엇 때문인지를 이해해야 건강해질 수 있습니다. 표면적으로 도파민이 줄었다는 것만 가지고 도파민을 만들 수 있는 약을 복용하는 것은 불난 집에 부채질하는 것이므로 절대 약을 복용하면 안 됩니다. 손이 떨리기 시작하고 움직임이 어색해질 때 우리 몸은 증상을 만들어내는 것입니다. 그동안 살아온 과정이 잘못되었음을 알려주는 것이므로 증상이 생겼다면 습관을 바꾸려고 노력해야 합니다. 즉 혈액순환이 원활해지도록 식습관을 바꾸면서 즐겁게 살려고 노력해야 합니다. 즐거운 생각을 많이 하고 잘 웃으면 대뇌에 혈류가 증가하고 도파민 분비가 왕성해지기 때문입니다.

저희 병원에 왔던 파킨슨병 환자분들은 얼굴만 봐도 알 수 있을 정도였습니다. 무표정한 얼굴에 잔뜩 짜증이 나 있었습니다. 물론 근육이 경직되고 몸이 말을 안 들으니 힘들어서도 그럴 수 있겠지만 그분이 살아온 과정이 어떨지 예상되는 부분이기도 합니다. 이런 분들에게도 병이 생기는 이유가 무엇인지 설명한 뒤 식습관을 바꾸고 생각을 바꾸어나가길 주문합니다. 제가 파킨슨병 환자에게 권유하는 운동 중 하나가 춤입니다. 음악에 맞추어 춤을 추면 신나고 즐거워지기 때문입니다. 그리고 시간을 갖고 지켜보면 얼굴 표정이 달라지는 것을 볼 수 있습니다. 몸에서 힘이 나니 지팡이를 내던지고 혼자 걷는 모습을 보기도 합니다. 이런 환자분들을 보면서 의과대학 재학 중에 돌아가신 외할머니가 떠오릅니다. 제가 조금만 더 빨리 이런 생리를 알고 있었다면, 아니 외할머니께서 지금까지 살아 계셨다면 몇 년씩 누워서 고생하는 일은 없도록 도와드렸을 텐데 하고 생각합니다.

암은 병이 아니다

암이 공식적인 사망 원인 1위가 된 지 오래되었고, 앞으로도 계속 그럴 것이라고 생각합니다. 그만큼 암은 죽음을 부르는 질병으로 인식되고 있습니다. 그래서 현대 의학은 암을 정복하는 것을 수명 연장으로 여겨 엄청난 노력을 기울이고 있습니다. 최근 우리나라에도 대형 암 센터가 곳곳에 생겼고 이곳을 이용하는 환자들도 늘고 있는 게 현실입니다. 그러나 이 무시무시한 암 또한 생기는 원인이 무엇인지 정확히 알지 못하는 것이 현대 의학의 한계입니다. 그래서 암이 더 두려운 존재가 되어 있는 것이고, 암 치료를 하고 있는 의사들도 암으로 죽는 경우가 종종 있는 것입니다.

그러면 암은 우리 몸에서 왜 생길까요? 앞에서 저는 우리 몸은 살기 위해 변한다고 말씀드렸습니다. 이런 관점에서 암을 생각해본다면 우리 몸에서 생기는 암세포가 어떤 일을 하는지를 물어보아야 할 것입니다. 우리 몸은 세포로 구성되어 있고, 세포분열을 통해 손상되고 낡은 세포를 대체하면서 생명을 유지해갑니다. 세포분열에는 에너지가 필요합니다. 이 에너지는 혈액 속에 들어 있는 영양소와 산소입니다. 그러다 보니 혈액 속에 충분한 에너지가 들어 있어야 되고, 이런 혈액이 잘 전달되어야 세포분열이 정상적으로 이루어질 수 있습니다.

그런데 몸속을 돌아다니는 혈액 속에 에너지가 충분하지 않고 혈액순환이 잘 안 될 때 몸이 살아가기 위해 혈액 없이도 세포분열하는 독종 세포를 만드는데, 그것이 암세포입니다. 우리 몸은 자구책으로 혈액 속의 에너지가 제대로 공급되지 못해 조직이 썩기 전에 혈액 없이도 세포분열을 할 수 있는 세포를 만들어내는 것입니다. 즉 암세포는 몸이 살아남으려고 안간힘을 쏟은 결과로 보아야 하는 것입니다. 그래서 암은 누구에게나 생기지만 또한 에너지 공급이 원활해지면 사라지기도 하는 것입니다. 가끔 TV를 보면 대형 병원에서 포기한 말기 암 환자들이 건강해진 몸으로 인터뷰하는 것을 볼 수 있습니다. 즉 암은 한번 생기면 없어지지 않는 게 아니라 건강해지면 사라지는 것임을 증명하는 것입니다. 암이 있다고 해서 바로 죽는 것도 아니고, 건강해지려 노력하면 암도 없어질 수 있다는 이야기입니다.

저희 병원에 암 때문에 오는 분들을 살펴보면 대부분 살아가는데 필요한 에너지를 만들어내는 데 실패했음을 알 수 있습니다. 세포가 정상적으로 분열하려면 충분한 에너지가 필요한데 혈액검사를 해보면 대부분 그렇지 못합니다. 즉 밥을 먹기는 했지만 제대로 소화시키지 못해 혈액 속에 충분한 힘이 없고 균형이 깨진 것을 볼 수 있습니다. 이런 결과가 나오는 것은 평소의 식습관을 포함한 생활 습관에 있습니다. 그렇다면 암의 원인은 분명해집니다. 암 또한 생활 습관에 의해 생기는 것일 뿐입니다. 암이 없어진 사람들은 하나같이 여러모로 과거와 다른 삶을 살기 시작한 분들입니다.

심지어 암 센터에서 근무하던 한 의사는 암이 생긴 것을 발견했을 때 현대 의학의 대표적 치료 방법인 수술과 항암제와 방사선 치료를 택하지 않고 식습관과 생활 습관을 바꾸었더니 암이 사라졌다고 인터뷰하기도 합니다. 그러면 지금도 대형 병원에서 하고 있는 수술과 항암제와 방사선 치료는 무엇일까요? 암의 원인을 제대로 인식하지 못하고 있으니 암이 발견된 사람들에게 암이 당신을 죽일 것이라고만 말합니다. 그리고 수술과 독한 약들과 방사선을 이용한 치료를 권하고 있는 것이 현실입니다. 이 같은 암의 3대 치료법은 모두 혈관을 망가뜨려 암세포에 혈액이 가지 못하게 하는 치료입니다. 현대 의학은 암세포를 굶겨 죽일 수 있다고 믿기 때문입니다. 그것은 분명 잘못된 인식입니다. 암은 혈액순환이 안 되는 상황에서 몸이 살기 위해 생기는 것이므로 에너지가 넘치는 혈액이 잘 돌게 하면 없어질 수 있습니다. 오히려 혈액순환을 안 되게 하는 치료가 여러 곳의 독종 세포를 더 키워내는 역할을 하고, 암 때문이 아니라 암 치료의 부작용으로 생명을 잃는 일이 비일비재하게 벌어지는 것입니다.

그런 의미에서 저는 나이 들어 혈액순환 기능이 떨어져 발생한 암은 자연사의 한 부분으로 받아들여야 한다고 생각합니다. 지금의 사망 순위를 보면 자연사라는 항목은 없습니다. 사람은 누구나 자연적으로 죽음을 맞는데도 말입니다. 70~80대에 암을 발견한 경우 안타깝지만 회복이 어려운 게 사실입니다. 암이 생겼다고 해서 신체 조직을 잘라내고 항암제를 투여받아 몸을 망가뜨리면 가족과 단란한 시간을 보내는 시간이 오히려 짧아지고 고통스러운 죽음을 맞게 됩니다. 정작 이런 과정을 통해 환자가 다시 회복할 가능성은 아주 희박하다는 것을 모두 알고 있으면서 말입니다. 그런데도 대형 병원에서 이런 치료를 하는 것은 환자보다 병원을 위한 것이라고 저는 생각합니다.

그런데 최근 이런 암이 젊은 사람들에게서도 많이 발견되고 있습니다. 나이 들어 노화가 진행되면서 생기는 암이 40~50대는 물론 20~30대에서도 늘어나고 있습니다. 그리고 젊은 나이에 암 치료를 받다가 세상을 등지는 일들도 많습니다. 이는 현대 의학이 행하는 치료가 뭔가 잘못되었다는 방증일 것입니다. 병원에서 권하는 대로 수술한 뒤 수십 회의 항암제를 투여받고 방사선 치료까지 받지만 또다시 재발하는 암세포로 인해 좌절하는 환자들이 셀 수 없을 만큼 늘어나고 있습니다. 유명한 연예인도, 성공한 기업가들도 암 치료를 받다 죽는 경우가 많다는 사실은 아무리 돈이 많아도 지금의 치료 기술로는 죽음을 늦추기 어렵다는 이야기겠죠. 이렇게 된 원인은 암이 생기는 이유를 정확히 모르는 상태에서 암을 적으로 여기고 싸우려 하기 때문입니다. 암이 생기는 이유는 분명 나를 살리려는 몸의 반응이므로 암을 없애려고 암세포를 공격하는 것은 자기 자신을 공격하는 것과 같습니다. 그 때문에 생명을 잃는 것입니다. 절대 암과 싸우려 하지 마십시오. 내 몸에서 생긴 것이 나를 죽이려 하는 게 절대 아니기 때문입니다.

젊은 사람들은 대부분 건강검진을 받다가 암을 발견합니다. 암세포는 특별히 심한 증상을 만들지 않기 때문에 다른 증상에 대한 검사를 받다가 암을 발견하는 것보다 건강검진을 하다가 발견하는 경우가 많아지고 있습니다. 다른 증상으로 인해 암을 발견하는 경우는 대부분 소화가 잘 안 되어 병원에 갔다가 내시경으로 발견하거나, 기침을 많이 해서 병원에 갔다가 방사선 촬영을 하며 발견되는 정도입니다. 대다수는 조기 검진을 하다가 발견되곤 합니다. 특히 갑상선암이 최근 발생률 1위로 올라서고 있는데, 여기에 일조하는 것이 건강검진입니다.

그런데 이렇게 암세포가 발견되었을 때 적극적으로 암을 제거하기 위해 암이 있는 부위를 잘라내는 수술을 하고 항암제를 투여하는데 이런 조기 발견으로 조기 치료를 하게 되면 조기 사망하는 경우가 많아집니다. 세포가 활성화되는 것을 막아주는 세포독으로 개발된 항암제는 정상적이고 건강한 사람이 투여받아도 생명을 잃을 정도입니다. 그런데 체력이 고갈되어 암까지 생긴 사람들에게 투여하면 어찌되겠습니까? 암으로 죽는 것이 아니라 암 치료제가 사람을 죽일 수 있습니다. 그래서 조기 검진으로 조기 치료하여 건강해질 수 있다는 생각을 바꾸고 평소 건강에 관심을 기울이며 노력해야 합니다.

특히 젊은 사람들이 조기 치료를 하면 암이 있는 나이 드신 분들보다 더 빨리 죽는 일이 생기기도 합니다. 왜냐하면 젊은 나이에도 불구하고 이미 체력이 고갈되었기 때문입니다. 평소 생활 습관이 좋지 않았던 사람들에게 강한 스트레스가 오면 우리 몸 한쪽에서는 혈액 공급이 되지 않아 일시적으로 암이 발생할 수 있는데, 이때 독한 치료는 생명을 빨리 단축시킬 수 있습니다. 생활 습관을 바로잡고 스트레스를 이길 수 있는 체력을 높이는 것이야말로 진정한 치유가 될 것입니다. 그래야 남은 인생을 건강하게 살 수 있습니다.

암과 싸워 이기려 하지 마십시오. 건강해지면 암은 내 몸에서 자연스럽게 사라집니다. 암은 내가 체력이 떨어졌을 때 우리 몸에서 일어날 수 있는 변화의 한 부분이라고 생각을 바꾸기 바랍니다. 내 몸에서 생기는 암과 싸우려 하지 말고, 내 몸을 끝까지 사랑하는 것이야말로 정말 필요한 치유입니다.

■ 에필로그 ■

세상 모든 질병과의 유쾌한 한판승을 바라며

의과대학을 졸업한 지 17년, 여러 길을 돌아 이곳까지 와 있습니다. 저 역시 많은 의료인이 그렇듯, 의사란 사람의 생명을 살려내는 일이라는 자부심과 사명감이 있었습니다. 하지만 지금은 그처럼 순수하고 아름답게 포장된 세계가 아니라는 것을 알게 되었고, 그 답을 찾기 위해 애쓰고 있습니다.

의과대학 시절에 의료 봉사 활동을 간 적이 있습니다. 의료 혜택이 부족한 오지에 도움이 필요하겠다는 생각으로 학생회장을 맡으면서 적극 추진한 일이었습니다. 한데 그 끝에는 항상 아쉬움이 남곤 했습니다. 의료 봉사로 처방하는 약들은 한계가 있었습니다. 평생 약을 먹어야 하는 질병으로 알고 있는데 보름이나 한 달 정도의 약만 처방할 수 있었습니다. 당장은 한고비 넘기겠지만 약이 떨어지면 어떻게 할까 하는 생각이 들었던 것입니다.

지금도 많은 의료진이 의료 봉사 활동을 하고 있습니다. 국내뿐 아니라 개발도상국까지 나가서 말입니다. 그러나 봉사 활동은 한시적일 수밖에 없습니다. 잠시 통증을 없애주거나 증상을 약화시켜주는 약들을 수일에서 수십 일 동안 먹을 양만 주고 갑니다. 물론 그 약을 먹은 사람은 분명 효과를 볼 것입니다. 하지만 분명한 원인을 지적해서 고칠 수 있게 도와주거나, 몸의 체력을 보강할 음식이 계속 공급되지 않으면 증상은 더 심해집니다. 그러면 어떻게 해야 될까요? 약을 사먹기 위해 노력할 것입니다. 이런 일련의 과정을 보고 느끼면서 생각하게 된 것이, 약은 근본적인 치료에 도움이 되지 못한다는 사실과 이 약을 널리 보급하면서 얻을 이득이 과연 누구에게 도움이 될까에 대한 회의였습니다.

최근에 사회적으로 논란이 되고 있는 것이 무상 의료입니다. 무상 의료에 대해 저는 찬성하는 입장입니다. 누구나 건강하게 살아갈 권리가 있으므로 사고를 당하거나 심각한 질병을 앓는 상태에서는 국가가 이를 보장할 수 있는 사회가 되어야 한다고 생각합니다. 그러나 어떤 의료 서비스를 제공하고 또 받을 것인지에 대해서는 좀 더 깊은 고민이 필요할 것으로 보입니다. 어쩌면 무상 의료가 우리의 예상과 달리 국민의 건강을 더욱더 악화시키면서 대형 병원과 제약사들의 배만 불릴 수 있기 때문입니다. 지금도 무분별해 보이는 의료 급여 환자들이나 국가유공자들에게 행하는 약 처방만 보아도 알 수 있기 때문입니다. 유난히 일반 환자들보다 약의 종류가 많은 이유가 석연

치 않아 보입니다.

따라서 몸을 망가뜨릴 수 있는 약과 수술 등으로부터 최대한 사람들을 보호하고 건강에 대한 정확한 정보를 제공하면서 국민들 스스로 건강 관리를 할 수 있는 지원책에 투자해야 합니다. 그렇게 하면 하늘 높은 줄 모르고 오르는 사회적인 의료비 상승을 줄이고 그 재원으로 좀 더 많은 복지 혜택과 경제 발전에 투자할 수 있다고 생각합니다. 이를 위해서는 우리 모두 약과 수술, 의료에 대한 환상에서 깨어나는 것이 필요하다고 생각됩니다. 그런 의미에서 많은 사람들이 양질의 식습관을 할 수 있는 정책에 더 많은 고민이 이루어졌으면 좋겠습니다. 예를 들면 현미가 백미보다 더 비싸서 부담이 되는 현실을 바꾸고, 무상이나 단체 급식에서 양질의 식사가 제공될 수 있도록 지원하고, 그에 관한 교육과 홍보도 필요할 것입니다.

얼마 전 대구의 한 고등학교에서 급식을 현미 채식으로 제공했다는 기사를 본 적이 있습니다. 교장 선생님이 오랫동안 현미 채식을 하면서 그 효과를 확신했기 때문에 교육청의 지원도 받아 급식을 바꿀 수 있었다고 합니다. 그 결과, 비만인 아이들은 정상 체중을 유지하게 되었고 아토피를 앓는 학생의 피부가 좋아지는 등 학생들의 건강에 꽤 좋은 효과를 보여주었다고 합니다. 게다가 더 놀라운 사실은 학생들의 성적이 향상되었다는 것입니다. 이런 기사를 보면서 저는 개인적으로 올바른 식사를 하는 것이 최근 사회 문제가 되고 있는 학교 폭력과 학생들의 일탈도 막을 수 있지 않나 하는 생각을 해보았습니다. 그럼에도 학교가 더 이상 현미 채식을 제공할 수 없었다는 이야기도 실려 있었습니다. 학교 급식에 들어가는 예산이 감당할 수 없었기 때문이라고 합니다. 백미보다 현미가 비싼 현실은 알겠는데 채식이 육류보다 비싸다는 것은 선뜻 이해하기 어려웠습니다. 어떤 육류를 사용하기에 채소보다 더 쌀까요? 우리가 먹는 밥을 살아 있는 씨앗인 현미로 바꾸고 과도한 동물성 식사와 넘치는 당분을 줄인 식사를 하게 된다면 보다 많은 사람들이 건강해질 것입니다. 건강은 사람들의 미래입니다. 그 사회를 살아가는 사람들이 건강하지 않으면 세상은 희망이 없습니다.

또 하나, 질 좋은 소금을 만드는 염전도 국가가 나서서 관리해야 할 것입니다. 동서고금을 막론하고 생명 유지에 꼭 필요한 소금은 국가가 나서서 전매 제도를 시행해왔습니다. 어느 개인의 손에 들어가면 안 되는 공공재의 성격을 띠기 때문일 것입니다. 그런데 요즈음은 대기업이 신안군의 염전을 빠른 속도로 사들이고 있다고 합니다. 대기업에서 가격을 차별화하여 상품화하고 있는 상황이 가속화되면 그나마 쌀이나 소금과 같은, 사람의 생명에 가장 기본이 되는 것들이 계층에 따라 다른 질을 선택해야 하고 좋은 소금의 값은 천정부지로 올라갈 게 불을 보듯 뻔합니다.

이제는 의료에 대한 생각도 바뀌었으면 좋겠습니다. 의료인이라 불리는 저 또한 병이 생기는 이유가 무얼까 하고 막연한 질문을 하면서 살다가 해독(解毒, detoxification)에 대해 알게 되고 식생활의 중요성을 깨닫게 되었습니다. 이후 진료실에 찾아오는 환자분들에게도 권하고 환자분들이 변하는 것을 보며 이제는 얽혀 있던 실타래가 조금씩 풀려가는 것을 느낄 수 있습니다. 질병의 가장 큰 원인은 생활습관(lifestyle)에 있다는 것을 말입니다. 그중에서도 식습관은 우리가 교정할 수 있는 것 가운데 가장 빨리 효과적으로 결과가 드러나는 방법입니다. 그렇다고 영양학적인 복잡한 요소들까지 이해할 필요는 없습니다. 우리가 단순하고 절제되고 소박한 생활과 전체적인 균형이 깨지지 않은 먹거리, 의도적으로 우리의 몸과 정신을 불안하고 황폐하게 만드는 것으로부터 우리를 지킬 수 있는 힘을 갖는다면 결코 어려운 일이 아닙니다.

만성 질병들은 어느 날 갑자기 찾아오지 않습니다. 아주 오랫동안 먹어왔던 식습관과 직업적 특성, 갑자기 닥친 심리적인 갈등과 스트레스까지 여러 가지 이유가 존재합니다. 또 몸과 마음은 분리된 것이 아니어서 몸이 아프면 마음이 아프고 마음이 아프면 몸을 돌보지 않게 되는 것이 이치입니다. 이런 원인을 환자 본인이 알아야 치유의 방향을 잡아나갈 수 있고, 치유 과정은 결국 환자인 자신이 자기 몸을 돌보고 아끼며 사랑하는 방법을 스스로 찾아가는 과정입니다. 한마디로 내 몸의 주체가 되는 일입니다. 의사는 그 과정에 좋은 정보를 주고 교육을 하고 독려해주는 지지자일 뿐이라고 생각합니다.

그래서 저희 병원에선 프로그램을 이수한 분들에게 부탁드리는 것이 있습니다. 지금까지는 몸에 불편한 증상이 생기면 약국을 찾고 병원을 찾고 명의를 찾아다녔지만 이제부터는 내 몸에 생기는 현상이 왜 생기는지를 정확히 이해하고 스스로 치유하기를 당부하는 것입니다. 건강 비법은 전문적인 교육을 받은 사람들만 알고 있을 것이라는 막연한 환상에서 벗어나 우리는 누구나 스스로 건강하게 살 권리를 누리면서 살 수 있습니다.

제가 이 자리까지 올 수 있었던 것은 믿기 어려운 이야기라 할지라도 믿고 따라준 환자분들 덕분입니다. 의욕적으로 치유 프로그램을 시작했지만, 그 과정에서 잘 안 풀리는 부분은 환자분들과 서로 머리를 맞대고 해결책을 찾으며 방법을 찾기도 했습니다. 또 한두 달 동안이 아니라 몇 년에 걸쳐 나타나는 현상을 보면서 어떤 방법이 옳은지 고민도 많이 하게 되었습니다.

질병을 이겨내는 과정이 순탄하지만은 않습니다. 몸이 좋아지는 과정에서 분명 참기 힘든 어려움이 있지만 이런 과정이 내 몸을 낫게 하고 건강해지게 하는 것이라면 웃으면서 견뎌내야 할 것입니다. 그 결과는 정말 유쾌한 것이니까요. 여러분도 질병을 유쾌하게 이겨내시길 바라는 마음으로 책을 마무리하고자 합니다. 독자 여러분 모두 건강하게 사시기를 바랍니다.

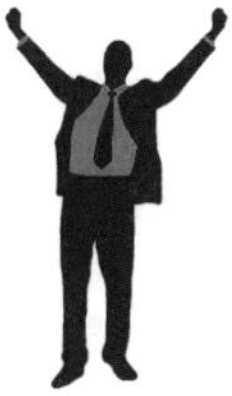

의사의 반란

초판 1쇄 발행 | 2013년 4월 15일
초판 26쇄 발행 | 2024년 6월 20일

지은이 | 신우섭
발행인 | 김태진 · 승영란
편집주간 | 김태정
디자인 | 여상우 · 유영래
마케팅 | 함송이
경영지원 | 이보혜
출력 | 블루엔
인쇄 | 다라니인쇄
펴낸 곳 | 에디터
주소 | 서울특별시 마포구 만리재로 80 예담빌딩 6층
문의 | 02-753-2700, 2778 FAX 02-753-2779
등록 | 1991년 6월 18일 제313-1991-74호

값 14,000원
ISBN 978-89-6744-011-4 03510